Inhaltsverzeichnis

EINFÜHRUNG 9

Kapitel 1: Was ist Nebennierenmüdigkeit? 12

Was sind die Nebennieren? 12

Der Nebennierenrinde 13

Das Nebennierenmark 14

Was verursacht das Nebennierenschwächesyndrom? 16

Die „Kampf-auf-Kampf"-Antwort 17

Ist das Nebennierenschwächesyndrom das gleiche wie das Chronische Schwächesyndrom? 18

Habe ich das Nebennierenschwächesyndrom? 19

Symptome des Nebennierenschwächesyndroms 20

- Leicht zu erschrecken 20
- Immer müde fühlen 20
- Allergien 21
- Zunahme von Panikattacken oder Angstzuständen/ Verminderte Fähigkeit, mit Stress umzugehen. 21
- Haltungshypotonie 21
- Lethargie 22
- Hypoglykämie 22
- Hypotonie 22
- Hypothyreose 22
- Koffeinabhängig 22
- Gewichtszunahme 23

- Empfindlichkeit gegenüber hellem Licht 23
- Unterbrechung des Schlafverhaltens 23
- Nicht in der Lage, sich zu erholen oder Krankheiten zu bekämpfen. 24
- Fühlen Sie sich durch Bewegung schlechter, anstatt besser? 24
- Niedrige Libido 24
- Verlangen nach Nahrung 25
- Mehrfacher Stress oder kontinuierliche Stressfaktoren 25

Kapitel 2: Kann ich meine Nebennierenfunktion zu Hause testen? 27

Haltungshypotonie 27

Iris-Kontraktionstest 28

Sergents Weiße Nebennierenlinie 29

24-Stunden-Nebennierenhormon-Speicheltest 30

Test der Nebennierenfunktion (Ganztags-Cortisol + DHEA) 30

Speicheltest versus Bluttests 31

Wie interpretiere ich die Ergebnisse des Hormontestkits für zu Hause? 33

Was sind die „Normalbereiche" der Cortisolspiegel-Testergebnisse? 35

Brauche ich wirklich einen Speichel-Cortisol-Test? 37

Brauche ich einen Arzt, um meinen Speichel-Cortisol-Test zu bestellen? 39

Autoimmunerkrankungen

Erfolgreich Behandeln

Der ultimative Diätleitfaden für Anfänger zur Wiederherstellung bei einer Nebennieren-schwäche – Setzen Sie die Hormone auf natürliche Weise zurück, reduzieren Sie Stress und Angst und steigern Sie Ihr Energieniveau

Von *Louise Jiannes*

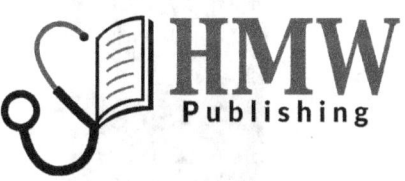

Für weitere tolle Bücher besuchen Sie uns:

HMWPublishing.com

Ein weiteres Buch kostenlos herunterladen

(Ich möchte mich bei Ihnen für den Kauf dieses Buches bedanken und Ihnen ein weiteres Buch (genau so lang und wertvoll wie dieses Buch), „Gesundheits- & Fitnessfehler, von denen Sie nicht wissen, dass Sie sie machen", völlig kostenlos anbieten.

Besuchen Sie den unten stehenden Link, um sich anzumelden und es zu erhalten:

www.hmwpublishing.com/gift

In diesem Buch werde ich die häufigsten Gesundheits- & Fitnessfehler aufschlüsseln, die Sie wahrscheinlich gerade begehen, und ich werde aufzeigen, wie Sie sich leicht in die beste Form Ihres Lebens bringen können!

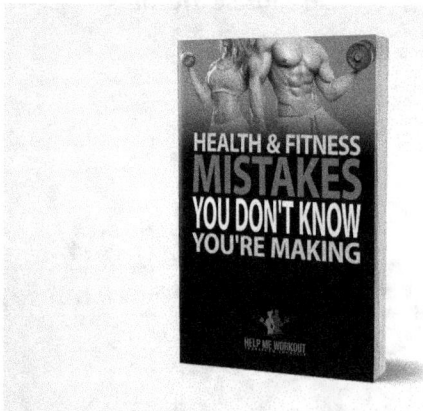

Zusätzlich zu diesem wertvollen Geschenk haben Sie auch die Möglichkeit, unsere neuen Bücher kostenlos zu bekommen, an Gewinnspielen teilzunehmen und andere wertvolle E-Mails von mir zu erhalten. Besuchen Sie den Link, um sich anzumelden:

www.hmwpublishing.com/gift

Kapitel 3: Stress und Schlafmangel beeinflussen die Nebennieren. 42

Was ist „Stress"? 42

Körperlicher Stress 44

Chemische Beanspruchung 44

Wie wirkt sich Stress auf die Gesundheit aus? 45

Wie soll ich Dinge vermeiden, die stressig sind? ...47

Genügend Schlaf und Stressabbau hilft der Nebenniere, sich zu erholen. 47

Wie kann ich ausreichend Schlaf bekommen? 48

Cortisol und Schlafen 49

Warum bin ich die ganze Zeit so müde? 51

Was kann ich tun, um mein Problem zu lösen? 55

Kapitel 4: Gibt es eine Heilung für NebennierenSCHWÄCHE? 57

REDUZIEREN und VERBESSERN: Wie man die Erschöpfung der Nebennieren behandelt. 60

Reduzieren Sie die Stressfaktoren, die Nebennierenerschöpfung verursachen. 61

Nährwerte/Ernährung 61

Schlaf 61

Stressabbau 63

Bauen Sie Ihre Nebennieren wieder auf. 64

Nährwerte/Ernährung 64

Schlafen 65

Stressabbau 65

Kapitel 5: Die Diät GEGEN NebennierenSCHWÄCHE und Leitlinien für Behandlung und Erholung 68

Essen Sie täglich 3 Mahlzeiten und 3 Snacks mit hohem Proteingehalt. 69

Konsumieren Sie „ECHTE" Nahrung. 69

Vergessen Sie, dass Sie sich mit „Frühstücksnahrung" auskennen. 70

Denken Sie stattdessen an proteinreiche Lebensmittel. 71

Begrenzen Sie zucker- und stärkehaltiges Obst und Gemüse. 72

Eliminieren Sie Weißmehl und weißen Zucker. 72

Vermeiden Sie „Diät"-Lebensmittel. 73

Beseitigen Sie Koffein vollständig. 74

Beseitigen Sie Alkohol vollständig. 74

Schränken Sie Ihre Salzzufuhr NICHT ein. 75

Schränken Sie die Fette in Ihrer Ernährung NICHT ein. ...76

Identifizieren und eliminieren Sie Lebensmittel, gegen die Sie empfindlich und allergisch sind. 77

Beispielrezepte für eine Nebennierenschwäche 78

Suppe für Nebennierenschwächen a.k.a. „Taz" 78

Abendhonig und Meersalz 82

Frühstück im Bratkartoffelstil 84

Kapitel 6: Nahrungsmittelunverträglichkeiten und verzögerte Nahrungsmittelallergien verursachen EINE NebennierenSCHWÄCHE. 87

Der Unterschied zwischen Lebensmittelintoleranz und Lebensmittelallergie..89

Syndrom des durchlässigen Darms und Nebennierenschwäche 91

Was bedeutet durchlässiger Darm für Menschen mit Nebennierenschwäche? 92

Wie kann ich erkennen, ob ich eine Lebensmittelallergie habe? 93

Gibt es eine Möglichkeit, auf Lebensmittelempfindlichkeit zu testen? 95

Schlussworte 99

Über den Co-Autor..101

EINFÜHRUNG

Ich möchte Ihnen danken und Ihnen gratulieren, dass Sie das Buch „*Diät gegen adrenale Müdigkeit*" heruntergeladen haben. Dieses Buch enthält bewährte Schritte und Strategien zur Behandlung Ihrer müden Nebennieren und zur Erholung zu Hause sowie alles Weitere, was Sie über Nebennierenermüdung wissen müssen. Sie werden auch herausfinden, was genau erschöpfte Nebennieren verursacht und wie Ihre täglichen Gewohnheiten und Ihre Ernährung Ihre Nebennieren überlasten. Darüber hinaus lernen Sie, wie Sie genug Schlaf bekommen, Stress und Stressfaktoren vermeiden und sich der Lebensmittel bewusst werden, auf die Sie empfindlich reagieren, um gesündere Nebennieren zu heilen und zu fördern. Ebenso wird in diesem Buch erklärt und erläutert, wie Sie eine bessere Schlaf- und Ruhequalität erzielen können, die beste Diät für die Nebennierenernährung und wie Sie mit Stress umgehen können, um sich besser zu erholen. Schließlich bietet dieses Buch auch die besten Testoptionen, aus denen Sie auswählen können, um herauszufinden, ob Sie wirklich Nebennierenermüdung haben!

Bevor Sie beginnen, empfehle ich Ihnen, sich für unseren E-Mail-Newsletter anzumelden, um über neue Buchveröffentlichungen oder Werbeaktionen informiert zu werden. Sie können sich kostenlos anmelden und erhalten als Bonus ein kostenloses Geschenk: unser Buch „*Gesundheits- & Fitnessfehler, von denen Sie nicht wissen, dass Sie sie machen*"! Dieses Buch wurde geschrieben, um zu entmystifizieren, die wichtigsten Vor- und Nachteile aufzudecken und Sie endlich mit den Informationen auszustatten, die Sie benötigen, um sich in der besten Form Ihres Lebens zu befinden. Aufgrund der überwältigenden Menge an Fehlinformationen und Lügen, die von Magazinen und selbsternannten „Gurus" erzählt werden, wird es immer schwieriger, zuverlässige Informationen zu erhalten, um in Form zu kommen. Im Gegensatz zu dutzenden von voreingenommenen, unzuverlässigen und nicht vertrauenswürdigen Quellen, um Ihre Gesundheits- und Fitnessinformationen zu erhalten. In diesem Buch ist alles aufgeschlüsselt, was Sie brauchen, damit Sie es leicht nachvollziehen und sofort Ergebnisse erzielen können, um Ihre gewünschten Fitnessziele in kürzester Zeit zu erreichen.

Um sich erneut für unseren kostenlosen E-Mail-Newsletter anzumelden und ein kostenloses Exemplar dieses wertvollen Buches zu erhalten, besuchen Sie bitte den Link und melden Sie sich jetzt an: www.hmwpublishing.com/gift

KAPITEL 1: WAS IST NEBENNIERENMÜDIGKEIT?

Wenn Sie wie ich sind, wird Sie die Entdeckung der Nebennierenermüdung ziemlich überraschen, und die Bedeutung der Nebennieren ist nicht bekannt. Die Tatsache, dass Sie dieses Buch lesen, ist jedoch der erste Schritt, um Ihre allgemeine Gesundheit zu verbessern.

Was sind die Nebennieren?

Ihre Namen stehen in direktem Zusammenhang mit ihrem Standort, „ad" bedeutet an oder in der Nähe von und „renes" bedeutet Niere, was in Kombination bedeutet, in der Nähe der Niere. Die Nebennieren sind zwei kleine Strukturen auf jeder Niere. Diese sind dreieckig und messen jeweils etwa 3 cm lang und 1 1/2 cm hoch. Sie mögen klein sein, aber sie spielen eine große und wesentliche Rolle für die allgemeine Gesundheit des Körpers. Sie setzen Chemikalien, sogenannte Hormone, in den Blutkreislauf frei, von denen viele

Körperteile betroffen sind, insbesondere in Zeiten von Stress.

Die Nebennieren bestehen aus zwei verschiedenen Teilen, die Hormone produzieren, die der Körper benötigt.

Der Nebennierenrinde

Dies ist der äußere Teil der Drüse und es produziert Hormone, die lebenswichtig sind, wie z.B.:

Cortisol

- Hilft dem Körper, auf Stress zu reagieren und den Stoffwechsel zu regulieren,

- Stimulierung der Glukoseproduktion durch Mobilisierung freier Fettsäuren und Aminosäuren, und

- Hat eine signifikante entzündungshemmende Wirkung

Aldosteron

- Hilft bei der Kontrolle des Blutdrucks, indem es den Wasser- und Salzspiegel des Körpers aufrechterhält. Ohne das Aldosteron verliert Ihre Niere übermäßige Mengen an Natrium (Salz) und damit Wasser, was zu einer schweren Dehydrierung führt.

Testosteron und Dehydroepiandrosteron (DHEA)

- Dies sind männliche Sexualhormone, und sie sind daran beteiligt, die Unterschiede zwischen Männern und Frauen zu schaffen und dann aufrechtzuerhalten. Sie haben schwache Auswirkungen auf den Körper, aber sie spielen eine wichtige Rolle bei der Entwicklung der männlichen Geschlechtsorgane in der Kindheit und auch bei Frauen in der Pubertät.

Das Nebennierenmark

Dies ist der innere Teil der Drüse und produziert die nicht essentiellen Hormone oder Hormone, die Sie nicht brauchen, wie **Adrenalin**, kleine Mengen **Dopamin** und

Noradrenalin, die dem Körper helfen, auf emotionalen oder physischen Stress zu reagieren. Dies kann das erste sein, was Ihnen einfällt, wenn die Nebenniere erwähnt wird. In Ihrem naturwissenschaftlichen Unterricht erinnern Sie sich vielleicht an Ihren Lehrer oder Professor, der über die Kampf- oder Fluchtreaktion gesprochen hat, bei der sich der Körper darauf vorbereitet hat, in einer stressigen Situation aktiv zu werden. Das Gefühl, das Sie in aufregenden Situationen bekommen, ist die Arbeit Ihrer Nebennieren, wie wenn eine Person in der Lage ist, einen schweren Gegenstand während eines Feuers zu tragen. Die ausgeschiedenen Hormone optimieren Ihre Überlebensfähigkeit, sodass Ihr Körper effizienter und effektiver reagieren kann.

Möglicherweise kennen Sie Adrenalin unter seinem anderen Namen, Adrenalin, das den Blutstrom zu Ihrem Gehirn, Ihren Muskeln und Ihrer Herzfrequenz erhöht. Es erhöht auch den Zuckergehalt in Ihrem Körper und hilft der Leber, Glykogen in Glukose umzuwandeln. Andererseits kann Noradrenalin oder Noradrenalin eine Vasokonstriktion oder

Verengung der Blutgefäße verursachen, was zu hohem Blutdruck führt.

Zur gleichen Zeit, **wenn Ihr Körper nicht unter extremem Stress steht, arbeiten die Nebennieren lautlos daran, die Gesundheit Ihres Körpers zu erhalten.**

Was verursacht das Nebennierenschwächesyndrom?

Wie der Name schon sagt, tritt Nebennierenermüdung auf, wenn Ihre Nebennieren müde sind – sie sind nicht in der Lage, den täglichen Bedarf zu decken, den Ihr Körper von ihnen verlangt. Wenn die Nebennieren erschöpft sind, wird Ihr Körper seine Wirkung spüren - Sie werden sich höchstwahrscheinlich auch müde fühlen.

Wie bereits erwähnt, produzieren sie verschiedene Hormone, die der Körper benötigt und beeinflusst, wie Ihr

Körper Fett umsetzt, mit physischem und emotionalem Stress umgeht und den Blutzucker reguliert.

Wenn der Bedarf Ihres Körpers jedoch höher ist als das, was Ihr Nebennieren-System produzieren kann, und wenn Sie sich nicht um Ihre Nebennieren kümmern, wie sie es verdienen, dann nimmt die Gesundheit Ihres Körpers ab – Ihr Körper wird den Zustand Ihrer Nebennieren genau wiedergeben.

Die „Kampf-auf-Kampf"-Antwort

Die Nebennieren reagieren ständig auf physische und emotionale Reize, um eine angemessene Reaktion auf die von Ihnen erlebten Situationen zu erzielen. Die Nebennieren regulieren kontinuierlich die Produktion der notwendigen Hormone bei jeder Erkrankung.

Wenn Sie nicht den ganzen Tag gegessen haben, weisen die Cortisol-Regulierungsbehörden Ihren Körper an, sich an Fett zu halten, da Ihr Körper nicht genug Nahrung oder Kraftstoff erhält und Sie möglicherweise Fett sparen müssen, um davon zu leben. Wenn Sie zuckerhaltige Nahrung zu sich nehmen, wird das Cortisol die Insulinproduktion Ihres Körpers ansteigen lassen, um mit dem fertig zu werden, was Sie gerade gegessen haben.

Alles, was Sie erleben und tun, wirkt sich auf Ihre Nebennieren aus. **Wenn Ihr Körper ständig mit Extremen zu tun hat, werden Ihre Nebennieren erschöpft und gestresst, was zu einem Müdigkeitssyndrom der Nebennieren führt.**

Ist das Nebennierenschwächesyndrom das gleiche wie das Chronische Schwächesyndrom?

Das Nebennierenschwächesyndrom wird manchmal auch als chronische Nebennierenschwäche bezeichnet, was zu Verwirrung führen kann. Chronisches Müdigkeitssyndrom und Nebennieren-Müdigkeitssyndrom haben ähnliche Symptome, aber unterschiedliche Ursachen. Es gibt jedoch tatsächlich einen Zusammenhang zwischen

Nebennierenermüdung und chronischer Müdigkeit – das Nebennierenschwächesyndrom ist häufig bei Fällen mit chronischem Müdigkeitssyndrom vorhanden. Daher sollten Veränderungen, die Ihre Nebennieren aufladen und unterstützen, ein Teil des Plans bei der Behandlung des chronischen Müdigkeitssyndroms sein.

Habe ich das Nebennierenschwächesyndrom?

Wenn Sie in der Vergangenheit einen Nervenzusammenbruch erlebt oder den Begriff gehört haben, der zur Beschreibung des Leidens einer Person verwendet wird, haben Sie eine Vorstellung von den Symptomen des Nebennierenschwächesyndroms. Beide haben ähnliche Symptome. Tatsächlich wird die Unfähigkeit einer Person, mit Stress umzugehen, nicht durch den Zusammenbruch von Nerven verursacht. Es wird durch müde Nebennieren verursacht, die nach langen Perioden von extremem Stress und Situationen ausbrennen.

Symptome des Nebennierenschwächesyndroms

Wenn eines der folgenden Symptome bei Ihnen auftritt, kann es höchste Zeit sein, Ihren Nebennieren die erforderliche Aufladung zu geben.

- **Leicht zu erschrecken**

    Bewirkt etwas wie das Klingeln eines Telefons, dass Ihr Herz wild in Ihrer Brust schlägt?

- **Immer müde fühlen**

    Wachen Sie auf und fühlen Sie sich müde, auch nach einem guten Schlaf? Machen Sie tagsüber ein Nickerchen, aber haben Sie das Gefühl, dass Sie sich noch nicht ausgeruht haben?

- **Allergien**

  Haben Sie in letzter Zeit neue Allergien entwickelt? Haben Sie eine Zunahme der Schwere der allergischen Reaktion erlebt, auch bei Anaphylaxie?

- **Zunahme von Panikattacken oder Angstzuständen/Verminderte Fähigkeit, mit Stress umzugehen.**

  Fühlen Sie sich verspannt? Fühlen Sie sich nicht in der Lage, mit Dingen umzugehen? Sind Sie leicht irritiert? Fühlen Sie sich ängstlich und überwältigt?

- **Haltungshypotonie**

  Ist Ihnen nach dem Aufstehen schwindelig, besonders nach dem Aufstehen vom Liegen?

- **Lethargie**

  Fühlen Sie sich hilflos schwach, vor allem, weil Sie nicht regelmäßig essen?

- **Hypoglykämie**

  Ist Ihr Blutzuckerspiegel niedrig?

- **Hypotonie**

  Ist Ihr Blutdruck niedrig?

- **Hypothyreose**

  Haben Sie eine niedrige Schilddrüse? Dies geht in der Regel mit einer verminderten Funktion der Nebenniere einher.

- **Koffeinabhängig**

  Brauchen Sie koffeinhaltige Getränke, um den Tag zu beginnen und weiterzumachen?

- **Gewichtszunahme**

    Gibt es eine Gewichtszunahme? Haben Sie bemerkt, dass Sie nicht abnehmen, egal was Sie versuchen? Gibt es eine Erhöhung der Fettmenge in Ihrem Bauchbereich?

- **Empfindlichkeit gegenüber hellem Licht**

    Haben Sie Schwierigkeiten beim Fahren, besonders in der Nacht?

- **Unterbrechung des Schlafverhaltens**

    Fühlen Sie das Bedürfnis zu schlafen? Bekommen Sie zwischen 7 und 9 Uhr Ihren besten Schlaf? Braucht Ihr Körper Zeit, um in Schwung zu kommen und dann plötzlich energetisch zu werden? Sinkt Ihre Produktivität am späten Nachmittag und Sie haben das Bedürfnis, ein Nickerchen zu machen? Sind Sie in den frühen Abendstunden müde, aber nicht in der Lage, früh zu schlafen? Fühlen Sie sich nach 23 Uhr energetisiert und können bis in die frühen Morgenstunden loslegen? Dieses ungesunde Schlafverhalten wird Sie in der Regel am nächsten Tag müde fühlen lassen.

- **Nicht in der Lage, sich zu erholen oder Krankheiten zu bekämpfen.**

    Fühlen Sie sich oft die ganze Zeit krank?

- **Fühlen Sie sich durch Bewegung schlechter, anstatt besser?**

- **Niedrige Libido**

    Haben Sie wenig bis gar kein Interesse oder Energie für Sex? Erleben Sie ein seltsames Gefühl, treffen Sie Ihren Musikantenknochen, rohe Nervenschmerzen während des Orgasmus?

Der Orgasmus lässt Sie kaputt oder nervös werden, aber nicht auf eine gute Weise.

- **Verlangen nach Nahrung**

Verlangen Sie oft nach süßer, salziger und proteinreicher Nahrung?

- **Mehrfacher Stress oder kontinuierliche Stressfaktoren**

Haben Sie gerade ein Baby bekommen, geheiratet, operiert, sich scheiden lassen, sind in eine andere Stadt oder ein anderes Land gezogen, haben eine geliebte Person verloren, 3 Kinder unter 5 Jahren, zwei Kinder, Jugendliche, Opfer eines Verbrechens, einen Job verloren, einen Job haben, oder eine Situation, die Ihren Stress verursacht? Stressfaktoren bedeuten nicht unbedingt unerwünschte Situationen oder Zustände, und sie müssen nicht dramatisch sein.

Stressfaktoren können etwas Dauerhaftes sein – all die kleinen Stressoren, die Sie erleben, können sich addieren und zu Nebennierenmüdigkeit führen.

Die oben genannten Symptome werden oft ignoriert, wenn man sie einzeln betrachtet. Aber wenn man sie als Teile desselben Puzzles sieht, buchstabieren sie das Nebennierenschwächesyndrom, was bedeutet, dass man seine Drüsen liebevoll pflegen muss.

KAPITEL 2: KANN ICH MEINE NEBENNIERENFUNKTION ZU HAUSE TESTEN?

Möglicherweise haben Sie das Gefühl, ein Nebennierenschwächesyndrom zu haben, aber Sie möchten dies sicherstellen. Dann gibt es Tests, die Sie zu Hause durchführen können.

Haltungshypotonie

Dieser Test wird auch als orthostatische Hypotonie bezeichnet. Es ist ein Blutdruckabfall, der auftritt, wenn sich eine Person aus dem Liegen erhebt. Wenn Sie jemals erleben, was die Leute oft von uns behaupten, Kopfschub, Benommenheit, Schwindelgefühl oder zu schnelles Aufstehen, dann sind Sie damit vertraut.

Für diesen Test benötigen Sie eine Blutdruckmanschette. Legen Sie sich hin und ruhen Sie sich ca. 5 Minuten aus.

Messen Sie Ihren Blutdruck im Liegen und stehen Sie dann auf und messen Sie Ihren Blutdruck erneut.

Normalerweise sollte der Blutdruck um 10-20 Punkte ansteigen. Wenn Ihr Blutdruck um 10 Punkte oder mehr sinkt, deutet dies auf eine Hypoadrenie hin. Je signifikanter der Blutdruckabfall ist, desto größer ist die Nebenniereninsuffizienz.

Es ist auch wichtig zu erwähnen, dass ein niedriger Blutdruck im Allgemeinen auf eine Erschöpfung der Nebennieren hinweist, insbesondere wenn Sie die anderen Symptome einer Erschöpfung der Nebennieren haben.

Iris-Kontraktionstest

Für diesen Test benötigen Sie einen Spiegel und eine schwache Taschenlampe. Gehen Sie in einen dunklen Schrank oder in ein Badezimmer und warten Sie einige Minuten, bis sich Ihre Augen an die Dunkelheit gewöhnt haben. Dadurch können sich die Pupillen Ihrer Augen ausdehnen oder vollständig öffnen. Dann richten Sie die

Taschenlampe oder die Taschenlampe auf Ihre Augen und beobachten Sie durch den Spiegel die Reaktion Ihrer Pupillen für mindestens 30 Minuten.

Das Licht sollte dazu führen, dass sich die Iris Ihrer Augen zusammenzieht und Ihre Pupillen oder der dunklere Punkt in der Mitte Ihrer Augen kleiner werden. Normalerweise sollten die Pupillen klein bleiben. Wenn Sie an Nebennierenermüdung leiden, sind die Pupillen schwach und halten die Kontraktion nicht auf. Sie schwanken zwischen entspannt und zusammengezogen, oder sie ziehen sich zunächst zusammen, dehnen sich jedoch nach 10 bis 30 Sekunden aus.

Je schwächer die Kontraktionsfähigkeit der Pupillen ist, desto schwächer sind Ihre Nebennieren.

Sergents Weiße Nebennierenlinie

Zeichnen Sie mit dem stumpfen Ende eines Löffels oder mit Ihrem Fingernagel eine Linie über Ihren Bauch. Bei mittelschwerer bis schwerer Nebennierenermüdung bleibt die Linie weiß und wird mit der Zeit in einigen Fällen breiter. Normalerweise würde die Linie fast sofort rot werden.

In der Vergangenheit wurde dieser Test verwendet, um auf schwere Nebennierenermüdung und Addison-Krankheit hinzuweisen. Wenn Sie eine mildere Müdigkeit der Nebennieren haben, zeigt der Test möglicherweise keine Anzeichen.

24-Stunden-Nebennierenhormon-Speicheltest

Ein Nebennierenfunktionstest (Ganztags-Cortisol + DHEA) ist der beste Weg, um den Zustand oder die Kondition der Nebennierenfunktion festzustellen.

Test der Nebennierenfunktion (Ganztags-Cortisol + DHEA)

Für diesen Test können Sie direkt im Labor ein Testkit bestellen oder Ihren Arzt bitten, Ihnen ein Kit zur Verfügung zu stellen, das Sie mit nach Hause nehmen und vervollständigen können. Für diesen Test müssen Sie eine kleine Probe Ihres Speichels in einer kleinen Durchstechflasche viermal täglich zu bestimmten Zeiten entnehmen - etwa um 7.00 Uhr, 11.00 Uhr, 16.00 Uhr und schließlich um 23.00 Uhr. Nachdem Sie die 4 Proben gesammelt haben, müssen Sie das Kit für die Analyse in einem Labor verschicken. Der Test kostet ungefähr 175 Dollar, einschließlich der Kosten des Kits und der Analyse. Die Ergebnisse der Analyse werden in der Regel nach 5 bis 7 Tagen veröffentlicht und in der Regel per E-Mail an Sie gesendet. Gegen eine zusätzliche Gebühr können Sie auch eine Konsultation mit dem behandelnden Arzt des Labors vereinbaren, um die Ergebnisse mit Ihnen zu besprechen.

Speicheltest versus Bluttests

Obwohl Cortisol-Hormonspiegel mithilfe von Blutuntersuchungen gemessen werden können, sind die Ergebnisse von Speicheltests weitaus besser. Blutuntersuchungen messen häufig sowohl die aktive als auch die inaktive Form des Hormons. Normalerweise sieht das Ergebnis so aus, als würde Ihr Körper genug Hormone produzieren, obwohl in Wirklichkeit nicht genug vorhanden ist. Um die Ermüdung der Nebennieren zu testen, müssen Sie sich auf den Spiegel der aktiven Nebennierenhormone konzentrieren.

Der Cortisolspiegel im Körper schwankt während des Tages in einem bestimmten Muster. Durch die Entnahme von 4 Proben kann Ihr Arzt feststellen, ob der Pegel zum richtigen Zeitpunkt abfällt und ansteigt. Einige Tests umfassen die Messung der Gehalte an Dehydroepiandrosteronsulfat oder DHEA-S, dem männlichen Hormon und Androgen, das in den Nebennieren gebildet wird, sowie die grafische Darstellung der Beziehung zwischen Cortisol und DHEA.

Wenn Sie der Meinung sind, dass Sie an Nebennierenschwäche leiden, ist es am effizientesten und hilfreichsten, die Testergebnisse bei sich zu haben, wenn Sie zum ersten Mal einen Arzt aufsuchen, um sich beraten zu lassen. Auf diese Weise hat Ihr Arzt zunächst so viele Informationen wie möglich. Andernfalls verlassen Sie wahrscheinlich die Arztpraxis und werden angewiesen, einige Tests durchzuführen, um herauszufinden, mit was Sie es zu tun haben.

Wie interpretiere ich die Ergebnisse des Hormontestkits für zu Hause?

Die meisten Unternehmen bieten eine Zusammenfassung der Testergebnisse für den Cortisolspiegel an, wenn Sie ein Testkit bestellen und dabei den normalen Bereich beachten. Hier sind einige Dinge, die Sie beachten müssen, wenn Sie die Ergebnisse Ihres Tests interpretieren.

- Der Cortisolzyklus folgt dem zirkadianen Rhythmus Ihres Körpers.

- Der Cortisolspiegel ist am höchsten am Morgen, um Ihnen zu helfen, aufzuwachen und sich auf den Tag vorzubereiten.

- Er sinkt tagsüber und steigt nach dem Essen wieder an – deshalb ist es wichtig, häufig zu essen, denn dies hilft, den Blutzuckerspiegel stabiler zu halten und so den Cortisolspiegel stabiler zu machen.

- Der Cortisolspiegel in Ihrem Körper sollte nachts am niedrigsten sein, damit Sie schlafen können.

- Wenn Sie Ihren Körper zwingen, wach zu bleiben, besonders später am Abend, wird es zur Freisetzung von Cortisol führen, das Sie davon abhält, einzuschlafen, was bedeutet, dass Ihre Nebennieren mehr Cortisol produzieren müssen, wenn sie auf Stress reagieren. Dies wird besonders schwer für Ihre Nebennieren sein, da sie sich über Nacht ausruhen müssen, um aufzuladen und für den nächsten Tag bereit zu sein.

- Arbeitsschichten sind besonders hart für Ihre Nebennieren, weil sie sie ständig auffordern, ihr natürliches Muster der Cortisolproduktion zu ändern. Außerdem wird sich unser Körper nie ganz daran gewöhnen, weil er gegen den Strom geht, besonders wenn Sie an den Wochenenden einen

Tagesablauf einhalten oder häufig in Wechselschichten gearbeitet haben.

- Wenn Ihre Nebennieren geschwächt sind, verlieren sie ihre Fähigkeit, sich selbst zu regulieren und werden in den frühen Phasen der Nebennierenmüdigkeit überproduzieren. Stellen Sie sich einen Wagen vor, der bergab fährt. Es wird den Anschein haben, dass die Nebennieren zu gut funktionieren, aber in der Tat ist dies die Nebenniere, die schließlich ausbrennt und nicht mehr genügend Cortisol produzieren kann – sie sind tatsächlich erschöpft, um sich selbst zu regulieren.

Was sind die „Normalbereiche" der Cortisolspiegel-Testergebnisse?

Eine Nebennieren- oder Schilddrüsenschwäche, die häufig vorkommen, sind häufig nur schwer durch Tests zu quantifizieren. Die beste Möglichkeit zur Diagnose besteht darin, das Vorhandensein klassischer Symptome zu behandeln, bis die Symptome abgeklungen sind. Warum? Da der normale Bereich der Testergebnisse sehr umfangreich ist, kann Ihr Ergebnis die Hälfte des Wertes einer anderen Person anzeigen und dennoch als normal angesehen werden. Wenn Ihre Ergebnisse am unteren Ende des Normalbereichs liegen, gibt es noch viel Raum für Verbesserungen. Wenn Sie in einer Zeit, in der Sie sich besser gefühlt haben, kein Testergebnis haben, ist Ihr erstes Testergebnis möglicherweise nicht einmal „normal" für Sie. Was wäre, wenn Sie früher am oberen Ende des Normalen wären, wenn Sie sich besser fühlten? Wenn Ihr Level um 25, 30 oder 50 Prozent gesunken ist, ist es egal, ob es in den offiziellen "normalen Bereich" fällt, es ist immer noch nicht normal für Sie.

Zum Beispiel bedeutet der „normale" Bereich von 8 Uhr morgens von 3,5 bis 6,3, dass Sie beinahe die HÄLFTE haben könnten oder umgekehrt DOPPELT, und Sie werden immer noch im normalen Bereich sein. Ebenso können die Testergebnisse an verschiedenen Tagen dramatisch variieren, sodass Ihre Ergebnisse an einem stressigen Tag sehr unterschiedlich sein können.

Das Interessante an den Nebennieren ist, dass sie sich aufladen und reparieren können, wenn Sie sich hinlegen, und ihre primäre Heilung ist zwischen 7 und 9 Uhr. Wenn Sie also Lust haben, zu spät zu schlafen, dann tun Sie dies – es ist ein wesentlicher Teil Ihres Wiederherstellungsprozesses der Nebennieren.

Manchmal ist es das Schwierigste, sich die Dinge tun zu lassen, die Ihr Körper verlangt. Das Erkennen eines Problems ist jedoch der erste Schritt zur Wiederherstellung. Dies ist nicht anders, wenn Sie ein Nebennieren-Müdigkeitssyndrom haben. Wenn Sie mit der Müdigkeit weitermachen, wird dies den Zustand nur verschlimmern. Also ruhen Sie sich aus und schlafen Sie, wenn es nötig ist.

Brauche ich wirklich einen Speichel-Cortisol-Test?

Dies ist ein umstrittenes Thema. Einige Menschen, die mit Nebennierenermüdung vertraut sind, sehen es nicht immer als notwendig an, einen Speicheltest durchzuführen, um

Fälle von Nebennierenermüdung zu diagnostizieren und zu behandeln, insbesondere solche mit leichter bis mittelschwerer Müdigkeit.

Andererseits könnten die Testergebnisse nützliche Informationen enthalten und Hinweise liefern, die eine Diagnose für Fälle unterstützen, in denen die Symptome allein kein klares Bild ergeben. Darüber hinaus kann es hilfreich sein, festzustellen, ob Ihre Symptome auf Nebennierenermüdung zurückzuführen sind, die Drüsen zu viel Cortisol produzieren oder ob Ihr Zustand so weit fortgeschritten ist, dass der Körper nicht mehr genügend Cortisol oder eine fortgeschrittenere Form der Nebennierenermüdung erzeugt.

Darüber hinaus zeigt ein Test das Muster Ihres Cortisolspiegels im Laufe des Tages an – wenn es sich vom optimalen Muster unterscheidet oder diesem folgt und sich auf Ihre Symptome im Laufe des Tages bezieht.

Dies ist natürlich nur eine Momentaufnahme eines Tages. Abhängig von Ihrem Stresslevel, Ihrer Schlafqualität usw. können die Ergebnisse von Tag zu Tag variieren. Der Test allein kann Ihnen nicht sagen, ob Sie an Nebennierenermüdung leiden. Es liefert jedoch Hinweise, die zusammen mit Ihren Symptomen und möglicherweise zusammen mit anderen Tests zur Beurteilung der Funktion Ihrer Schilddrüse sowie der anderen Hormone - Testosteron, Progesteron und Östrogen – in Betracht gezogen werden müssen.

Brauche ich einen Arzt, um meinen Speichel-Cortisol-Test zu bestellen?

Viele Menschen mit Nebennierenschwächesyndrom haben keine Ärzte, die mit der Erkrankung vertraut sind. Die meisten von ihnen nehmen die Dinge selbst in die Hand. Daher bestellen sie am ehesten selbst einen Cortisoltest.

Jeder Fall ist anders. Möglicherweise verfügen Sie über ein anderes Maß an Wissen und Komfort, wenn Sie sich um Ihre Gesundheit und Ihr Verständnis Ihres Zustands kümmern. In den meisten Fällen ist der Test nur eine Möglichkeit, um zu bestätigen, dass Sie die ganze Zeit über wissen, dass tatsächlich etwas Ihre Probleme verursacht. Möglicherweise benötigen Sie es zur Beruhigung.

Sie können sich immer dafür entscheiden, zuerst einen Arzt aufzusuchen, bevor Sie den Test machen. Er ist möglicherweise versichert, wenn er über das Labor oder das Büro bestellt wird. In den meisten Fällen wird die Ermüdung der Nebennieren jedoch nicht als gültige Diagnose anerkannt und der Test kann nicht bezahlt werden. Jede Situation ist anders und es liegt wirklich an Ihnen und Ihrer Sorgfalt, zu entscheiden, was die beste Vorgehensweise ist.

In jedem Fall wird die Entnahme des Probenspeichels von Ihnen zu Hause durchgeführt und die Proben an das Labor geschickt. Sie sollten jedoch die Trendwende der Ergebnisse nutzen. Wenn Sie den Test online bestellen, können Sie die Ergebnisse innerhalb von zwei Wochen im Vergleich zu mindestens zwei Monaten erhalten, indem Sie einen Arzttermin für den Test vereinbaren, den Test ablegen und anschließend einen weiteren Termin vereinbaren, um die Ergebnisse zu überprüfen. Wie bereits erwähnt, kann es vorteilhaft sein, beim ersten Arztbesuch Testergebnisse zu haben – dies kann produktiver sein.

Kurz gesagt, es gibt verfügbare Tests, die Sie online bestellen können. Sie müssen jedoch selbst entscheiden, welche Maßnahmen ergriffen werden sollen.

Denken Sie daran, dass Sie Änderungen vornehmen können, bevor Sie sich für den Test entscheiden. Wenn Sie mehr über das Müdigkeitssyndrom der Nebennieren erfahren und Änderungen in Ihrem Lebensstil vornehmen, um Ihre Nebennieren zu unterstützen und Stress abzubauen, ist dies der Schlüssel zum Wohlbefinden. Auch wenn Nebennierenermüdung nicht Ihre primäre Diagnose ist, spielen Ihre Nebennieren eine wichtige Rolle für Ihre Gesundheit. Wenn Sie Änderungen vornehmen, um die Wiederherstellung zu unterstützen, profitieren Sie erheblich.

KAPITEL 3: STRESS UND SCHLAFMANGEL BEEINFLUSSEN DIE NEBENNIEREN.

Sie wissen inzwischen, dass die Nebennierenschwäche ein stress- und schlafbedingter Zustand ist. In diesem Kapitel werfen wir einen genauen Blick auf die Arten von Stress und die Auswirkungen des Schlafes auf unsere Nebennieren.

Was ist „Stress"?

Da unsere Nebennieren dafür verantwortlich sind, wie unser Körper auf Stress reagiert, beeinflussen sie auf die eine oder andere Weise die Funktion unserer Nebennieren. Schauen wir uns auf diese Weise die vielen Arten von Stress an, die sich auf unser Leben und unsere Nebennieren auswirken können.

Wenn wir über Stress sprechen, beziehen wir uns normalerweise oft auf emotionalen oder mentalen Stress –

die Dinge, die wir erkennen, und wir wissen, dass wir eine sofortige Reaktion, Finanzen, Kinder, Arbeitsplatzprobleme usw. benötigen. Es gibt jedoch andere Arten von Stress, Umweltprobleme und physikalische Faktoren, die wir nicht erkennen, die das Nebennieren-System belasten.

Die Kombination von Umwelt- und physischen Stressfaktoren beeinflusst normalerweise die Produktion von Hormonen in unseren Nebennieren, was zu einer Ermüdung der Nebennieren führt. Schlaf wird zum Beispiel sowohl durch physische als auch durch umweltbedingte Faktoren verursacht.

Nichtsdestotrotz ist zu beachten, dass nicht jeder Stress negativ ist. Sogar glückliche Anlässe können für Ihre Nebennieren stressig sein. Wenn Sie eine Hochzeit planen, heiraten, schwanger werden, Kinder haben, einen Job finden usw., kann dies auch Stress verursachen, obwohl diese Ereignisse aufregend sind und Sie sich sogar darauf freuen.

Im Folgenden sind einige der physikalischen und chemischen Stressfaktoren aufgeführt, die die Nebennieren betreffen können.

Körperlicher Stress

- Alkohol- und Koffeinkonsum
- Chronische Schmerzen
- Krankheit
- Unzureichender Schlaf
- Mineral- und Vitaminmangel
- Lärm
- Fettleibigkeit
- Schlechte Ernährung
- Schwangerschaft
- Rauchen
- Chirurgie
- Systemische Hefeinfektionen

Chemische Beanspruchung

- Insektensprays

- Fluoreszierende Beleuchtung

- Fluoridiertes/chloriertes Wasser

- Haushaltsreinigungschemikalien

- Medikamente/Arzneimittel, insbesondere Kortikosteroide

- Neuer Teppich

- Kunststoffe

- Luftverschmutzung am Arbeitsplatz oder zu Hause

- Gartenchemikalien

Wie wirkt sich Stress auf die Gesundheit aus?

Wenn der Stress kontinuierlich hoch bleibt oder zunimmt, arbeiten die Nebennieren über die Zeit, um mit der Situation oder dem Zustand umzugehen. Während dieser Zeit sehnen Sie sich möglicherweise nach Koffein und Zucker, um wachsam zu bleiben. Sie tun genau das Falsche – Sie fordern Ihre Nebennieren noch mehr heraus. Diese kurzfristige Linderung wird Ihrem Körper letztendlich mehr schaden als nützen.

Gleichzeitig werden Ihre Nebennieren durch den Kontakt mit verborgenen Nebennierenstressoren geschwächt, z. B. durch Kontakt mit Chemikalien. Daher können Ihre Drüsen nicht optimal reagieren - Sie verlieren die Front in diesem Fall.

Wenn die vielen und dramatischen körperlichen Belastungen lange anhalten, kann der hohe Cortisolspiegel, der in Ihrem Körper zirkuliert, die Standardprozesse Ihres Stoffwechselsystems verändern. Es beschleunigt die Zellalterung und bewirkt die Entwicklung einer Resistenz gegen Insulin und letztendlich Diabetes sowie die Hemmung von Schlaf, Gewichtsverlust und Immunfunktion. Dies wiederum wird Ihre Nebennieren zusätzlich belasten, da sie auf den durch Schlafmangel, Übergewicht und Krankheit verursachten Stress reagieren müssen.

Wie soll ich Dinge vermeiden, die stressig sind?

Realistisch gesehen werden Sie nicht in der Lage sein, alles zu beseitigen, was Stress in Ihrem Leben verursacht. Es ist nicht einmal ratsam – etwas Stress ist tatsächlich von Vorteil!

Der Schlüssel besteht darin, sich Ihres Stresses bewusst zu sein, der gut und schlecht ist, und zu lernen, welche Stressfaktoren vermieden und beseitigt werden müssen und welche Sie lernen müssen, um besser damit umzugehen. Durch die Schaffung eines gesunden Lebensstils werden Ihre Nebennieren geschont.

Genügend Schlaf und Stressabbau hilft der Nebenniere, sich zu erholen.

Eines der wichtigsten und das allererste, was Sie brauchen, um Ihre Nebennieren wieder aufzuladen, ist der Schlaf.

Meistens werden Sie es schwer haben, sich auszuruhen oder zu schlafen, wenn Sie an Nebennierenmüdigkeit leiden.

Wie kann ich ausreichend Schlaf bekommen?

Was machen Sie, wenn Sie sich nachmittags schläfrig fühlen? Schieben Sie sich durch das Bedürfnis zu schlafen und pumpen Sie es oft mit Kaffee oder Tee auf? Diese Angewohnheit löst immer eine Reaktion auf den Stress Ihrer Nebennieren aus.

Erlauben Sie sich, so viel wie möglich zu schlafen, auch wenn es mitten am Tag ist. Wenn Sie sich benommen fühlen, sagen Ihnen Ihre Nebennieren, dass sie eine Pause brauchen. Legen Sie sich also auf ein Sofa und legen Sie die Füße für ein paar Minuten hoch. Horizontales Liegen, auch wenn es nur 15 Minuten dauert, wird Ihren Nebennieren etwas Gutes tun.

Wenn Sie können, schlafen Sie morgens aus, besonders wenn Sie sich besonders müde fühlen. Wenn Sie Ihre Kinder zur Schule bringen müssen, gehen Sie so bald wie möglich wieder ins Bett. Einige der lebenswichtigen

Wiederaufladungen Ihrer Nebennieren finden zwischen 7 und 9 Uhr morgens statt.

Je mehr Sie Ihren Körper sehen lassen, wann er will, desto schneller kann sich Ihr Körper erholen, bis zu einem Punkt, an dem Sie nicht zu ungünstigen Zeiten schlafen müssen.

Halten Sie sich an einen Schlafplan. Planen Sie, spätestens zwischen 21 und 21:45 Uhr abends im Bett zu sein. Der Schlaf ist entscheidend für die Reparatur der Nebennieren. Sie müssen so regelmäßig wie möglich schlafen, insbesondere wenn Sie sich in der Phase des intensiven Wiederaufbaus befinden.

Cortisol und Schlafen

Früher haben wir uns mit Cortisol als einem der Stress-Antwort-Hormone befasst, die die Nebennieren produzieren. Mangel an guter Schlafqualität oder Schlafmangel wirkt sich auf den Cortisolspiegel in Ihrem System aus, aber nicht auf die Art und Weise, wie Sie es wahrscheinlich denken. Sie würden denken, dass wenn Sie müde sind, der Cortisolspiegel sinkt, oder? Wenn Sie jedoch nicht genügend

Schlaf bekommen, setzt Ihr Körper für längere Zeit mehr Cortisol frei.

Normalerweise ist der Cortisolspiegel morgens am höchsten und nimmt nachts ab. Während des Tages wird Ihr Körper im Laufe des Tages zusätzliches Cortisol freisetzen, um auf jegliche physische oder emotionale Belastung zu reagieren.

Wenn Ihr Körper nachts zu viel Cortisol hat, hindert es Sie daran, tief zu schlafen, Sie werden nachts häufig aufwachen und Sie werden ungerührt aufwachen.

Dies führt zu einem Teufelskreis – das Fehlen eines erholsamen und tiefen Schlafes selbst ist ein Stressfaktor, der Ihre Nebennieren dazu veranlasst, mehr Cortisol freizusetzen, was wiederum verhindert, dass Sie die Ruhe bekommen und schlafen, die Sie benötigen, um den Kreislauf zu stoppen.

Warum bin ich die ganze Zeit so müde?

Stressfaktor Nummer eins – Sie zwingen sich, aufzuwachen und den Tag früher zu beginnen, als Ihr Körper möchte. Sie starten auf dem falschen Fuß. Wenn Sie an einem Müdigkeitssyndrom der Nebennieren leiden, ist der erholsamste und tiefste Schlaf Ihres Körpers zwischen 6:00 und 9:00 Uhr – genau zu der Zeit, zu der die meisten von uns normalerweise aufwachen und sich auf den Tag vorbereiten. Selbst wenn Sie sich müde und unruhig fühlen, müssen Sie aufwachen, aufstehen und loslegen. Wenn Sie dies tun, belasten Sie Ihre Nebennieren, was die erste stressinduzierte Cortisol-Freisetzung des Tages ist.

Stressfaktor Nummer zwei – um sich aufzuwecken, trinken Sie eine Tasse Kaffee. Wenn Sie wie viele Menschen sind, beginnt Ihr Tag offiziell nach einem Schluck Morgen Joe. Ansonsten sind Sie launisch und ungesellig. Die meisten von uns beginnen den Tag auch mit Pfannkuchen, Muffins, Toasts, Müsli usw. zum Frühstück. Dies sind alles Lebensmittel, die mit einfachen Kohlenhydraten gefüllt sind, die sich schnell in Zucker verwandeln, wodurch das Cortisol seine zweite durch Stress verursachte Freisetzung für den Tag auslöst und dabei hilft, den Insulin- und Blutzuckerspiegel in Ihrem Körper auszugleichen.

Stressfaktor Nummer drei – der Kampf Ihres täglichen Vormittags. Es ist besonders stressig, wenn Sie kleine Kinder haben. Sie müssen ihnen helfen, aufzuwachen und aufzustehen, sie zu baden, anzuziehen, sie zu füttern, nach verlorenen Socken zu suchen, verlorene Hausaufgaben zu finden - sie müssen bereit sein, bevor der Bus ankommt, oder Sie müssen Dinge in Gang bringen, bevor Sie gehen müssen arbeiten.

Stressfaktor Nummer vier, fünf, sechs ... – Wenn Sie berufstätige Eltern sind, erhöht ein herausfordernder Arbeitstag nur Ihren Stress. Wenn Sie ins Büro kommen, pumpt Ihr Herz und der Adrenalinschub hat Sie völlig aufgewühlt und in Schwung gebracht. Um 10 Uhr morgens verspürt Ihr Körper einen Blutzuckerabsturz, bei dem Sie eine Mahlzeit mit einfachen Kohlenhydraten zu sich nehmen, sodass Sie bis zur Mittagszeit eine weitere Tasse

Kaffee trinken, um Ihren Körper in Schwung zu bringen. Mehr Blutzucker und Koffein Achterbahn Stressoren.

Nach der Mittagszeit werden Sie das Bedürfnis haben, ein Nickerchen zu machen, aber was werden andere Leute sagen? Bei der Arbeit oder sogar zu Hause zu schlafen, scheint etwas zu sein, das nur eine faule Person tun kann. Also schieben Sie es durch, wahrscheinlich mit einer weiteren Tasse Kaffee, was zu einer weiteren Freisetzung von Stresshormonen führt. Sie zwingen sich zur Arbeit, obwohl Ihr Gehirn nicht mehr gut funktioniert und es nicht mehr klar denkt – die Dinge werden wahrscheinlich verschwommen sein.

Wenn die ganze Arbeit erledigt ist, fühlen Sie sich so müde und haben keine Energie mehr. Sie entscheiden sich wahrscheinlich, auf dem Heimweg von der Durchfahrt ein Abendessen zu sich zu nehmen oder etwas einfach zu essen, wenn Sie möchten geh wieder nach Hause. Sie können wahrscheinlich nicht bis zu dieser Stunde auf das Zubettgehen warten.

Schließlich, wenn Ihre Kinder gegen 21:00 Uhr im Bett liegen, freuen Sie sich darauf, sich auszuruhen, aber Sie können sich nicht entspannen. Ihr Herz und Ihr Verstand rasen immer noch, aber Sie können sich nicht entspannen und einschlafen, obwohl Sie sich so müde fühlen. Sie haben den ganzen Nachmittag geschleppt, aber Sie können nicht schlafen. Sie liegen im Bett, wirfst und drehen sich 2-3 Stunden lang um, weil der Cortisolspiegel in Ihrem Körper immer noch hoch ist. Sie werden ängstlich, weil es bereits 1 Uhr morgens ist und Sie noch nicht schlafen und Sie bald wieder aufstehen müssen – Sie müssen schlafen, aber Sie verpassen es.

Und das sind nur die typischen Alltagsstressoren. Möglicherweise müssen Sie diese Stressfaktoren mit einem neuen Chef, einem neuen Job, einem neuen Baby, einer Hochzeit, dem Tod eines geliebten Menschen, einem Fender-Bender, Freiwilligen- oder Beschäftigungsverpflichtungen, zwischenmenschlichen Konflikten usw.

Was kann ich tun, um mein Problem zu lösen?

Das allererste, was Sie tun müssen, ist, **auf die Signale zu hören, die Ihr Körper Ihnen gibt** – wenn Sie schlafen müssen, hören Sie auf, sie zu ignorieren. Schlafen Sie aus. Machen Sie ein Nickerchen. Hören Sie auf, sich schuldig zu fühlen. Das bedeutet nicht faul zu sein. Widerstehen Sie dem Drang, lange wach zu bleiben, weil Sie einen guten zweiten Wind haben – dieses energetische Gefühl in der Nacht ist eigentlich ein umgekehrter Cortisol-Zyklus, dessen Spiegel nachts statt morgens ihren Höhepunkt erreichen.

Hören Sie auf Ihren Körper, um den Teufelskreis zu stoppen. Nickerchen oder schlafen, wann immer Ihr Körper danach fragt. Ausruhen und schlafen, wann immer Ihr Körper Ihnen hilft, tiefere Schlafzyklen einzuleiten, Ihre Nebennieren wiederherzustellen und das Cortisol zu reduzieren, das durch durch Schlafentzug verursachten Stress freigesetzt wird. Dies wiederum trägt dazu bei, den Gesamtkortisolspiegel in

Ihrem Körper während der Schlafenszeit zu senken, sodass Sie nachts leichter schlafen können.

Hören Sie auf Ihren Körper. Machen Sie sich keine Sorgen über die Entwicklung eines schlechten Schlafplans. Ihre Gesundheit ist beeinträchtigt und Sie brauchen Ruhe und Schlaf für Ihre Behandlung und Erholung der Nebennieren. Die Einnahme von 500 Gramm Magnesium vor dem Schlafengehen hilft Ihrem Körper, sich körperlich zu entspannen, und Gamma-Amino-Buttersäure (GABA), eine Aminosäure, die die Nervenübertragung im Gehirn hemmt, hilft Ihnen, sich geistig zu entspannen.

KAPITEL 4: GIBT ES EINE HEILUNG FÜR NEBENNIERENSCHWÄCHE?

Das ist hier die Frage. Wenn die Leute danach fragen, meinen sie in der Regel: „Was kann ich tun, damit ich mich bis nächste Woche besser fühle?" Das Syndrom der Heilung der Nebennierenermüdung ist jedoch nicht so einfach wie das Poppen von Pillen.

Müdigkeit der Nebennieren ist ein Zustand, der durch den Lebensstil verursacht wird, und das bloße Einnehmen von Medikamenten wird die dahinter liegenden Probleme nicht heilen. Die Erschöpfung der Nebennieren ist bei jedem leicht unterschiedlich, daher kann keine einzige Antwort Abhilfe schaffen. Um Ihrer Nebennierenschwäche angemessen zu begegnen, müssen Sie Ihre Stressfaktoren identifizieren und entscheiden, wie diese Stressfaktoren modifiziert oder beseitigt werden sollen. Der Schlüssel zu Ihrer Genesung besteht darin, Lösungen zu finden, die zu Ihrem einzigartigen Problem der Nebennierenermüdung passen.

Wenn Ihre Nebennierenschwäche hauptsächlich durch Nahrungsmittelempfindlichkeit verursacht wird, ist die Einnahme einer Nebennierenrinde hilfreich. Es wird jedoch niemals wirklich gelöst, bis die Lebensmittel, die Ihre Müdigkeit verursachen, identifiziert und aus Ihrer Ernährung entfernt wurden.

Wenn Ihre Arbeit die Quelle Ihres Stresses ist, dann wirkt das Üben von Entspannungsatemtechniken nur als Verband für eine große Wunde. Möglicherweise müssen Sie überlegen, einen anderen Job zu finden. Möglicherweise möchten Sie versuchen, zu Hause zu arbeiten oder nach einem stressarmen Job zu suchen.

Wenn Ihre Nebennieren aufgrund ständiger Belastungen müde sind, z. B. wenn Sie sich um ein unheilbar krankes oder älteres Familienmitglied kümmern, ist es wahrscheinlich, dass Sie sich um sich selbst gekümmert haben. Wenn dies der Fall ist, muss der Plan für Ihre Behandlung neben der Einnahme von

Nebennierenergänzungsmitteln für Ihre Genesung auch einen besseren Schlaf, ein besseres Essen und einen Gesprächspartner umfassen.

Die Behandlung gegen Nebennierenschwäche unterscheidet sich von der Behandlung Ihres Freundes. Um Ihren persönlichen Behandlungsplan freizuschalten, müssen Sie die Ursachen für Ihre Nebennierenschwäche ermitteln. Während ein Arzt Ihnen bei der Diagnose und der Ausarbeitung eines Behandlungsplans helfen kann, sind Sie Ihr bester Gesundheitsdienstleister. Es liegt an Ihnen, Ihren Zustand zu verstehen, die Ursachen zu beseitigen und Änderungen in Ihrem Leben vorzunehmen, die zur Wiederherstellung Ihrer Gesundheit beitragen.

REDUZIEREN und VERBESSERN: Wie man die Erschöpfung der Nebennieren behandelt.

Es gibt zwei Ansätze, um sich erfolgreich von der Erschöpfung der Nebennieren zu erholen und zu behandeln:

1. **Reduzierung der Stressoren, die Ihre Nebennieren erschöpfen**, und;

2. **Wiederaufbau der Nebennieren**

Um das zu tun, müssen Sie drei (3) verschiedene Änderungen in Ihrem Lebensstil für ein gesundes Leben ansprechen und ändern.

- Nährwerte und Ernährung,

- Schlaf, und,

- Stressabbau

Jeder dieser Bereiche hat einige spezifische und wesentliche DONT's und DO's, um Nebennierenmüdigkeit zu behandeln.

Reduzieren Sie die Stressfaktoren, die Nebennierenerschöpfung verursachen.

Nährwerte/Ernährung

Mit dem Ziel, Lebensmittel, die den Blutzucker erhöhen und die Überproduktion von Cortisol stimulieren, wie künstliche Süßstoffe, Zucker, Allergene und Koffein, vollständig zu entfernen, müssen Sie den Verbrauch der oben genannten Lebensmittel verringern.

Das Aufhören von Substanzen wie Koffein kann Ihre Nebennieren genauso belasten wie das Trinken. Also nicht gleich einen kalten Truthahn essen. Reduzieren Sie zunächst Ihren täglichen Verbrauch um die Hälfte.

Schlaf

Frühes Aufwachen, Ignorieren des Drangs, sich auszuruhen und ein Nickerchen zu machen, und spätes Aufbleiben in der Nacht belasten Ihre Nebennieren, die sich nachts reparieren müssen, wenn Sie schlafen. Schlafen Sie also so viel, wie Ihr

Körper braucht. Es ist nicht egoistisch. Es ist nicht faul und nicht optional. In der Tat ist es für Ihre Behandlung und Erholung sehr wichtig, den Schlaf zu bekommen, den Ihr Körper braucht. Dies beeinflusst die Länge Ihrer Erholungszeit. Wenn Sie nicht so viel Schlaf bekommen, wie Ihr Körper benötigt, verkürzt sich die Behandlungszeit.

Raus aus dem Teufelskreis. Hören Sie auf, koffeinhaltige Getränke zu trinken, um wach zu bleiben, und nehmen Sie keine Pillen mehr, um besser zu schlafen. Dort beeinflussen künstliche „Downer" und „Upper" Ihre Nebennierensignale, Ihren Cortisol-Zyklus und Ihren Tagesrhythmus negativ und schädigen Ihren Körper.

Der beste Weg, um genug Energie für den Start in den Tag zu haben, ist ein tiefer und erholsamer Schlaf, nicht Kaffee. Sie können eine Ergänzung der Nebennierenrinde einnehmen, um den Cortisolspiegel am Morgen zu erhöhen, wenn Sie diese wirklich benötigen, und eine Ergänzung mit Magnesium vor dem Schlafengehen hilft Ihnen beim Entspannen und Schlafen und unterstützt die Wiederherstellung Ihrer Nebennierenfunktion.

Stressabbau

Um Ihre Stressfaktoren zu reduzieren, müssen Sie zunächst die **Beziehungen oder Situationen identifizieren, in denen ein hohes Maß an Stress auftritt.** Machen Sie eine Liste der Dinge in Ihrem Leben, die es sehr stressig macht. Dies beinhaltet nicht nur die großen Dinge. Dazu gehören auch Kleinigkeiten wie das ständige Tropfen eines zu reparierenden Küchenhahns, der Sie auf die Nerven gehen könnte. Die kleinen Dinge sind möglicherweise nicht die Hauptursache für Ihre Nebennierenschwäche, aber die kleinen Dinge, die Sie irritieren und beunruhigen, können dazu führen, dass Sie keine Ausfallzeiten haben, um sich zu entspannen.

Zweitens: Beseitigen Sie die Umweltgifte wie Kunststoffe, Fluorid, Chlor und andere endokrine Disruptoren. Achten Sie auf Haushaltsreiniger, denen Sie ausgesetzt sind und die Sie häufig verwenden. Die meisten dieser Chemikalien sind hochgiftig und gefährlich und sollten von zu Hause aus beseitigt werden. Sie tragen zur Erschöpfung Ihrer Nebennieren bei.

Schließlich moderieren Sie Ihre körperliche Aktivität. Während Bewegung gut für die Gesundheit ist, entleert übermäßige körperliche Anstrengung Ihre Nebennieren. Wählen Sie eine leichte Übung, Yoga, Walking, usw. über schnelles Aerobic-Training.

Bauen Sie Ihre Nebennieren wieder auf.

Nährwerte/Ernährung

Befolgen Sie die **Zubereitung und Richtlinien zur Nebennierenschwäche**, die im nächsten Kapitel über die richtige Art des Essens aufgeführt werden: proteinreich, drei (3) Mahlzeiten und drei (3) Snacks.

Die Einnahme von Nahrungsergänzungsmitteln ist auch ein wichtiger Bestandteil bei der Behandlung und Erholung von Nebennierenschwäche. Sie können Vitamin B-Komplex, Vitamin C, hochwertiges Multivitamin, GABA, Magnesium und Nebennieren berücksichtigen.

Schlafen

Sie haben in den vorangegangenen Kapiteln den Zusammenhang zwischen Mangel an erholsamem, tiefem Schlaf und Stressabbau kennengelernt. Schlafen Sie wie erwähnt nicht später als 9: 00-10: 00 Uhr und halten Sie sich daran. Bleiben Sie so spät wie möglich im Bett, so oft Sie können. Ihre Nebennieren reparieren sich am besten zwischen 7:00 und 9:00 Uhr. Wenn Sie morgens etwas tun müssen, schlafen Sie so bald wie möglich wieder ein.

Machen Sie eine Pause und Nickerchen, wenn Ihr Körper es Ihnen sagt. Wenn Sie kämpfen, um wach zu bleiben, wenn Sie müde sind, fordern Sie von Ihren Nebennieren, dass sie über ihre Kapazität hinaus funktionieren. Planen Sie ein Nickerchen zwischen Ihren täglichen Aktivitäten.

Stressabbau

Erstellen Sie einen Plan, um mit stressigen Beziehungen und Situationen umzugehen, sie zu reduzieren und sie zu beseitigen. Nehmen Sie sich die Zeit, um die Quelle Ihrer

Belastungen zu untersuchen und überlegen Sie, wie Sie mit jedem einzelnen Problem umgehen können.

Gibt es eine Möglichkeit, die Ursache für diesen Stress zu beseitigen oder zu beheben? Wenn nicht, wie können Sie es reduzieren? Sie können wahrscheinlich schnell ein paar kleine Stressfaktoren von der Liste streichen. Andere Stressfaktoren werden nicht umgehend behoben. Es ist an sich therapeutisch, sich Zeit zu nehmen, um diese Stressfaktoren zu identifizieren und Lösungen in Betracht zu ziehen. Sie könnten sogar eine praktikable Lösung finden.

Sie können auch einige Entspannungsübungen und Atemübungen lernen. Sie können sie verwenden, um sich zu entspannen, wann immer Sie sich ängstlich fühlen. Es ist eine großartige Möglichkeit, die Stressreaktion Ihres Körpers zu trainieren.

Mehrere Kräuter, die helfen können, Stress abzubauen. Aromatherapie wie Lavendel, Kräutertee wie Kamille und Nahrungsergänzungsmittel wie Baldrian können helfen, Stress abzubauen.

Die Ursache für die Erschöpfung der Nebennieren ist bei jedem anders. Daher muss Ihr Ansatz zur Behandlung und Erholung von Erschöpfung der Nebennieren persönlich sein und zu Ihrer Situation passen. Identifizieren Sie Ihre Schwachstellen, erstellen Sie einen Plan zur Reduzierung oder Beseitigung von Stressfaktoren und nehmen Sie die erforderlichen Änderungen in Ihrem Lebensstil für die Behandlung und Genesung vor.

KAPITEL 5: DIE DIÄT GEGEN NEBENNIERENSCHWÄCHE UND LEITLINIEN FÜR BEHANDLUNG UND ERHOLUNG

Welche Lebensmittel sollte ich essen, wenn ich eine Nebennierenschwäche habe? Welche Lebensmittel schaden mir mehr als nützen? Für die Behandlung und Wiederherstellung bei einer Nebennierenschwäche sind hier die DON'T und DO'S, die Sie befolgen müssen.

Die essentielle Diät für eine Person mit Nebennierenschwäche ähnelt jeder gesunden Lebensstildiät. Ihre Mahlzeiten sollten aus nahrhaften, hochwertigen Lebensmitteln bestehen, die dabei helfen, den Blutzuckerspiegel in Ihrem Körper stabil zu halten, um eine gesunde Nebennierenfunktion aufrechtzuerhalten.

Wahrscheinlich haben Sie Mahlzeiten eingenommen, die die Funktion Ihrer Nebennieren direkt beeinflussen, oder, schlimmer noch, Sie haben die Mahlzeiten ausgelassen, was auch schwer für sie ist. Kaffee und andere koffeinhaltige Getränke, mit künstlichen Süßungsmitteln gefüllte Lebensmittel, ungesunde Mahlzeiten und ungesunde Essgewohnheiten behindern die Genesung Ihrer Nebennieren.

Essen Sie täglich 3 Mahlzeiten und 3 Snacks mit hohem Proteingehalt.

Essen Sie Ihr Frühstück 30 Minuten nach dem Aufwachen und planen Sie, alle 2 bis 3 Stunden proteinreiche Rezepte zu essen, um den Blutzuckerspiegel stabil zu halten.

Konsumieren Sie „ECHTE" Nahrung.

Wenn Sie Lebensmittel für Ihre Mahlzeiten einkaufen, vermeiden Sie vorgefertigte Mischungen und jede Nachahmung von pasteurisiertem Schmelzkäse. Vermeiden

Sie Konserven und Fertiggerichte. Vermeiden Sie alles, was Sie nicht selbst kochen müssen. Diese Lebensmittel sind mit Konservierungsmitteln und anderen Zusatzstoffen verpackt, die die Funktion Ihrer Nebennieren beeinträchtigen können. Wählen Sie immer frische oder gefrorene Produkte, Gemüse, Obst, Fleisch, usw. aus.

Vergessen Sie, dass Sie sich mit „Frühstücksnahrung" auskennen.

Die schlimmsten Dinge, die man zum Frühstück essen kann, sind zuckerreiche Lebensmittel wie Getreide und Obst. Diese Lebensmittel verwandeln sich schnell in Zucker und erhöhen den Blutzuckerspiegel, was wiederum dazu führt, dass Ihre Nebennieren schwerer aufholen können, wenn Sie später am Morgen abstürzen.

Denken Sie stattdessen an proteinreiche Lebensmittel.

Fleisch und Eier sind die besten Lebensmittel, um den Tag zu beginnen. Wenn Sie Obst essen möchten, entscheiden Sie sich für den Verzehr von ganzen Früchten, die reich an Ballaststoffen sind und die Zuckeraufnahme unterstützen. Vermeiden Sie morgens Fruchtsäfte zu trinken, da dies Ihrem Körper nur einen Zuckerruck verleiht. Wenn Sie sich für Obst entscheiden, geben Sie 30 Minuten später etwas Stärkeres dazu.

Wenn Sie Getreideprodukte essen müssen, vermeiden Sie Weißmehl und Weißzucker. Wählen Sie Vollkornprodukte wie Pumpernickel-Toast und Haferflocken, bei denen es sich um komplexe Kohlenhydrate handelt, deren Metabolisierung länger dauert. Und natürlich auch etwas Protein. Ein einfaches und schnelles Frühstück ist ein köstlicher Protein-Shake.

Begrenzen Sie zucker- und stärkehaltiges Obst und Gemüse.

Vor allem Bananen enthalten viel Kalium, was zu Nebennierenmüdigkeit führt. Wählen Sie so oft wie möglich Nicht-Stärke-Gemüse. Leicht gekocht oder roh sind die besten Zubereitungsmöglichkeiten. Wenn Sie jedoch Kreuzblütler wie Blumenkohl, Kohl und Brokkoli verwenden, achten Sie darauf, sie immer zu kochen – dies neutralisiert die goitrogenen Verbindungen, die Schilddrüsenunterdrücker sind.

Eliminieren Sie Weißmehl und weißen Zucker.

Einfache Kohlenhydrate benötigen mehr Insulin. Es macht es für Ihre Nebennieren schwieriger, den Zuckerspiegel in Ihrem Körper zu stabilisieren und sie somit zu belasten.

Wählen Sie immer Vollkornoptionen. Komplexe Kohlenhydrate sorgen dafür, dass Sie sich schneller fülliger fühlen, langsamer zu verdauen sind, Ballaststoffe liefern und länger brauchen, um verarbeitet zu werden, wodurch der Blutzuckerspiegel in Ihrem Körper gesenkt wird.

Wenn Sie Ihr Essen süßen wollen, verwenden Sie rohen Honig, Palmzucker oder Xylitol.

Vermeiden Sie „Diät"-Lebensmittel.

Das Wort Ernährung in Lebensmitteln bedeutet nicht, dass sie für Sie gesund sind. Diät-Soda zum Beispiel sind mit künstlichen Süßstoffen gefüllt. Nicht-fetthaltige Lebensmittel, die eigentlich etwas Fett enthalten sollten, werden nicht nur für Menschen mit Adrenalinmüdigkeit, sondern auch für alle anderen im Allgemeinen verheerende Folgen haben. Künstliche Fette und künstliche Süßstoffe sollten nicht als Teil einer gesunden Ernährung angesehen werden. In der Tat, diese Lebensmittel können tatsächlich dazu führen, dass Gewichtszunahme.

Beseitigen Sie Koffein vollständig.

Das ist einfacher gesagt und getan. Wenn Sie es gewohnt sind, Ihren Körper mit Kaffee oder mit koffeinhaltigen Getränken zu pumpen, um Sie den ganzen Tag über am Laufen zu halten, dann wird es dauern, sich daran zu gewöhnen. Das Aufgeben von Kaffeetrinken ist sowohl für die Nebennieren als auch für den Körper hart. Wie bereits erwähnt, wenn Sie ein Kaffeesüchtiger sind, entwöhnen Sie sich allmählich selbst. Reduzieren Sie Ihren täglichen Verbrauch um die Hälfte und dann wieder um die Hälfte.

Beseitigen Sie Alkohol vollständig.

Wie Koffein ist auch Alkohol eine knifflige Substanz, die man eliminieren muss, und man kann nicht einfach kalten Truthahn essen. Verringern Sie langsam Ihren Verbrauch, bis Sie ihn erfolgreich aus Ihrer Ernährung entfernt haben. Wenn Sie Nebennierenmüdigkeit haben und es Ihnen schwer fällt, den Blutzucker zu stabilisieren, ist das Buch Potatoes Not Prozac: Solutions for Sugar Sensitivity diskutiert den Zusammenhang zwischen Zuckerempfindlichkeit und Alkoholsucht, zusammen mit einem 7-stufigen Plan zur Kontrolle des Zuckerhungers.

Schränken Sie Ihre Salzzufuhr NICHT ein.

Wenn Sie eine Nebennierenschwäche haben, werden Sie sich nach etwas Salzigem sehnen. Natrium ist wichtig für die Funktion der Nebennieren. Wenn Ihre Nebennieren erschöpft sind, sind sie in der Regel natriumarm. Allerdings sind nicht alle Salze gleich. Keltisches Meersalz ist eine reiche Quelle an Spurenelementen, abgesehen von Natrium, was es zu einem gesünderen Salz macht. Eine weitere gute Wahl ist rosa Himalaya-Salz, das sich hervorragend in einem Shaker eignet. Meersalz und Himalaya-Salz haben unterschiedliche Salzmineralien, so dass Sie sich auf der einen Seite besser fühlen können als auf der anderen. Sie können beides zur Hand haben – verwenden Sie Meersalz für Rezepte und Himalaya-Salz als Streuer auf dem Tisch. Vielfalt ist in der Tat die Würze des Lebens.

Schränken Sie die Fette in Ihrer Ernährung NICHT ein.

Wir sprechen hier nicht nur über irgendwelche Fette. Ich beziehe mich auf die richtige Art von Fetten. Ihr Körper verwendet Cholesterin und Fette, um Hormone herzustellen. Wenn Sie nicht genug von ihnen bekommen, dann wird Ihr Körper nicht in der Lage sein, die Hormone zu produzieren, die er braucht.

Dies steht im Widerspruch zu den Ernährungstrends. Allerdings trägt eine fettarme Ernährung tatsächlich zur Nebennierenmüdigkeit bei, besonders wenn man sich selbst sogar der gesunden Fette beraubt. Nehmen Sie gute Fette in Ihre Ernährung auf, wie z.B. Kokosöl und Traubenkernöl, die Sie beide für das Kochen mit hoher Hitze verwenden können, wie z.B. Braten, echte biologische Butter und Olivenöl.

Identifizieren und eliminieren Sie Lebensmittel, gegen die Sie empfindlich und allergisch sind.

Nahrungsmittelempfindlichkeit und verzögerte Nahrungsmittelallergien sind häufiger als Sie denken und die häufigsten Verdächtigen sind in den Lebensmitteln, die Sie jeden Tag essen, wie Mais, Soja, Eier, Weizen, Milch und andere.

Lebensmittelempfindlichkeit und verzögerte Lebensmittelallergien können keine dramatischen Reaktionen wie Anaphylaxie oder Nesselsucht hervorrufen, aber sie verstärken das allgemeine Krankheitsgefühl und belasten die Nebennieren stark.

Beispielrezepte für eine Nebennierenschwäche

Wenn Sie gerade erst anfangen, Ihre Ernährung zu ändern, um eine Nebennierenschwäche zu behandeln und sich von ihr zu erholen, dann sind hier einige Rezepte, um Ihnen den Einstieg zu erleichtern.

Suppe für Nebennierenschwächen a.k.a. „Taz"

Dieses berühmte Rezept für Nebennierenschwäche ist reich an Mineralien, alkalisiert das System und beruhigt.

Zutaten:

- 1 Zucchini, mittelgroß, in Scheiben geschnitten
- 1 Teelöffel Paprika
- 1 Zwiebel, mittelgroß, gehackt
- 1 Tasse Tomatensaft
- 1 Tasse gefiltertes Wasser
- 1 Tasse Hühnerbrühe

- 1 Tasse Sellerie, gehackt
- 1 Dose (16 Unzen) grüne Bohnen
- 2 Esslöffel Rohhonig

Zubereitung:

1. Alle Zutaten in einem Vorratstopf vermengen und ca. 1 Stunde köcheln lassen, bis das Gemüse weich ist.

Die folgenden 2 Rezepte sind auch ideal zur Unterstützung der Nebennieren. Das erste Rezept, Morgensohle, ist eine Salzsuspension, die Sie morgens trinken. Es liefert Ihrem Körper Spurenelemente, die er für eine optimale Zellfunktion benötigt.

Das zweite Rezept ist eine Honig-Salz-Kombination, die Sie nachts einnehmen. Es wird berichtet, dass dieses Getränk hilft, den Blutzuckerspiegel über Nacht zu halten, die Produktion von Melatonin zu erhöhen und hoffentlich hilft es Ihnen, besser zu schlafen.

Morgensohle

Zutaten:

- Keltisches Meersalz oder rosa Himalaya-Kristallsalz, ausreichend, um ein Glas 1/4 voll zu füllen, plus mehr nach Bedarf.

- Wasser, genug, um ein Glas zu füllen.

Ausrüstung:

Glasgefäß mit Kunststoff- oder Glasdeckel - keinen Metalldeckel verwenden.

Zubereitung:

1. Füllen Sie das Glas 1/4 voll mit dem Salz Ihrer Wahl. Geben Sie genügend Wasser ein, um das Glas zu füllen.

2. Das Salz über Nacht auflösen lassen. Wenn das Salz am Morgen aufgelöst wird, geben Sie mehr Salz hinzu, bis Sie einen Sättigungspunkt erreichen, an dem kein Salz mehr aufgelöst wird – es ist in Ordnung, das ungelösten Salz im Glas zu lassen. Sie

können später einfach mehr Wasser hinzufügen, wenn das Glas leerer wird.

3. Zur Verwendung 1 Teelöffelsohle mit einem Kunststoff-Messteelöffel schöpfen und in ein Glas Wasser mischen. Trinken Sie diese erste Sache am Morgen, bevor Sie etwas anderes trinken oder essen.

Notizen: Lassen Sie kein Metall mit dem Sohlenwasser in Berührung kommen.

Abendhonig und Meersalz

Zutaten:

- 1 Teelöffel Rohhonig
- Keltisches graues Meersalz oder Rosa Himalaya

Zubereitung:

1. Es gibt mehrere Versionen dieses Rezepts. Messen Sie 1 Teelöffel Honig und streuen Sie Meersalz auf den Honig.

2. Nehmen Sie die Mischung vor dem Schlafengehen ein.

3. Viele Menschen nehmen einen mit Salz bestreuten Löffel. Wenn Sie eine Nebennnierenschwäche haben, wird das Salz Ihren Nebennieren helfen. Die Proportionen sind nicht kritisch. Experimentieren Sie einfach, um herauszufinden, was am besten für Ihren Körper funktioniert.

Das Frühstück ist die härteste Mahlzeit, wenn Sie an Nebennierenerschöpfung leiden. Das traditionelle Frühstück und die Mahlzeiten, die wir normalerweise morgens essen, sind nicht adrenalinfreundlich. Es ist schon schwer, den Tag zu beginnen, bis man etwas Gutes zu essen hatte.

Reste von Gerichten aus dem Abendessen sind gute Möglichkeiten, weil sie einen höheren Proteingehalt haben. Das untenstehende Hash-Rezept wird einige Anstrengungen erfordern, aber es ist sehr befriedigend.

Frühstück im Bratkartoffelstil

Zutaten:

- 1-2 Eier
- 1 Esslöffel Kokosnussöl, ungeschmeckt
- 1 Süßkartoffel, mittelgroß, gewürfelt
- 1 Zwiebel, klein geschnitten, gehackt
- 1 Knoblauchzehe, zerdrückt und dann zerkleinert.
- 1 Rübe, in Würfel geschnitten
- Jede Kombination Ihrer bevorzugten Grüns: Grünkohl, Mangold oder Spinat.
- Keltisches Meersalz, nach Belieben
- Cremini, Shiitake, Maitake oder andere Pilze Ihrer Wahl
- Manchego-Käse, zerkleinert

Wegbeschreibung:

1. In einer großen Pfanne das Öl und die Hitze hinzufügen. Die Süßkartoffeln, Rüben, Zwiebeln und Knoblauch in die Pfanne geben und weich dünsten.

2. Die Champignons dazugeben und das Gemüse in die Pfanne geben, bis es welk ist. Mit Salz abschmecken.

3. 1-2 Eier darauf schlagen und kochen, bis das/die Ei(e) nach Belieben gekocht sind. Alternativ können Sie das/die Ei(e) rühren, bevor Sie es in die Pfanne geben und Omelett kochen.

4. Mit Manchego-Käse bestreuen. Servieren.

Bemerkungen: Sie können entweder Rohrüben oder eingelegte Rüben verwenden. Wenn Sie roh verwenden, dann mit der Süßkartoffel anbraten, bis sie weich ist. Wenn Sie eingelegtes Gemüse verwenden, würfeln Sie es einfach und geben Sie es nach dem Hinzufügen der Grüns vor dem/den Ei(en) in die Pfanne.

Immer mit der Ruhe. Bevor Sie mit dem Kochen beginnen, lesen Sie das folgende Kapitel, um herauszufinden, welche

Lebensmittel Sie in Ihrer Ernährung vermeiden und beseitigen müssen.

KAPITEL 6: NAHRUNGSMITTELUNVERTRÄGLICHKEITEN UND VERZÖGERTE NAHRUNGSMITTELALLERGIEN VERURSACHEN EINE NEBENNIERENSCHWÄCHE.

Es gibt versteckte Stressfaktoren, die zu einer Erschöpfung der Nebennieren führen – Nahrungsmittelunverträglichkeiten und verzögerte Nahrungsmittelallergien. Diese verborgenen Schuldigen können diejenigen sein, die die Genesung Ihrer Nebennieren behindern oder den Versuch, sich besser zu fühlen. So fühlen Sie sich immer müde und unenergetisch.

Wenn uns das Wort Allergie in den Sinn kommt, denken wir normalerweise, dass wir in relativ kurzer Zeit die offensichtliche und dramatische Reaktion auf die Substanzen bemerken, gegen die wir allergisch sind, wie Schwellungen oder Nesselsucht und Atemnot. Wenn Sie jedoch eine Nahrungsmittelallergie auf einen bestimmten Stoff verzögert haben, ist dies nicht immer der Fall. Es kann Stunden oder sogar Tage dauern, bis die Symptome auftreten, und die Symptome sind möglicherweise keine Reaktionen, die wir erkennen.

Cortisol, Hormone, die von den Nebennieren produziert werden, spielen eine wichtige Rolle bei der Reaktion auf Allergene. Wenn Sie Nahrungsmittel essen, auf die Sie häufig allergisch reagieren, reagieren Ihre Nebennieren kontinuierlich entsprechend.

Wenn Sie allergisch gegen etwas sind, das so häufig ist wie Weizen, sind Ihre Nebennieren immer auf einem gewissen Niveau der Wachsamkeit und Sie können nicht einmal erkennen, dass eine Nahrungsmittelallergie die Ursache für Ihren Stress ist.

Der Unterschied zwischen Lebensmittelintoleranz und Lebensmittelallergie

Den meisten von uns ist nicht bewusst, dass es zwei Arten von Nahrungsmittelallergien gibt. Sie können schwerwiegend allergisch auf etwas reagieren und sofort ernsthafte anaphylaktische Reaktionen entwickeln, die häufig mit einer Allergie gegen Meeresfrüchte und Erdnüsse in Verbindung gebracht werden. Dies wird als „echte Allergie" oder als Immunglobulin-E-Antikörper (IgE) bezeichnet und ist das, woran die meisten von uns denken, wenn Menschen sagen, dass sie gegen etwas allergisch sind.

Es gibt jedoch eine zweite Art von Nahrungsmittelallergie, die im Volksmund nicht bekannt ist. Diese Nahrungsmittelallergie wird als Nahrungsmittelempfindlichkeit, verzögerte Nahrungsmittelallergie oder IgG-Nahrungsmittelunverträglichkeit bezeichnet. Diese

Nahrungsmittelallergie ist weniger bekannt, aber weitaus häufiger.

Wenn eine Person an dieser Art von Nahrungsmittelallergie leidet, können Reaktionen und Symptome nach ein paar Stunden oder sogar Tagen nach dem Verzehr der beleidigenden Nahrungsmittel auftreten. Es gibt viele Arten von Reaktionen auf diese Art von Allergie. Möglicherweise sind Sie sich nicht einmal bewusst, dass etwas, das Sie zu sich nehmen, einige der physischen Probleme verursacht, die bei Ihnen auftreten. Wer hätte gedacht, dass etwas, das Sie vor 3 Tagen gegessen haben, der Schuldige ist? Außerdem, wenn Sie eine physische Reaktion auf etwas, das Sie gegessen haben, assoziieren, würden Sie normalerweise denken, dass es etwas Einzigartiges ist, das Sie gegessen haben. Möglicherweise sind Sie jedoch allergisch gegen etwas, das Sie ständig essen. Einige der häufigsten Schuldigen sind Kuhmilch, Eier, Soja, Erdnüsse, Weizen, Fisch, Nüsse und Schalentiere. Manchmal können Ihre Symptome eine Reaktion auf eine bestimmte Kombination von Lebensmitteln sein, die normalerweise keine Symptome hervorruft, wenn sie einzeln verzehrt werden.

Syndrom des durchlässigen Darms und Nebennierenschwäche

Wenn eine Person gegenüber verschiedenen Nahrungsmitteln empfindlich ist, entzündet sich die Auskleidung des Darms und des Magens und es kommt zu Reizungen. Wenn die Person ständig Nahrungsmittel isst, die das Verdauungssystem reizen, hat sie keine Chance, sich auszuruhen und zu heilen. Dies führt zu Sodbrennen, Magenschmerzen, Gasen oder anderen Beschwerden. Es kann sogar zum „Syndrom des durchlässigen Darms" führen, einem Zustand, der die Durchlässigkeit der Darmwände erhöht und es unverdauten Fetten und Proteinen ermöglicht, aus dem Darm in den Blutkreislauf „durchzulassen", was wiederum Autoimmunreaktionen hervorruft.

In diesem Fall werden die Nebennieren auf den erhöhten Histaminspiegel aufmerksam gemacht, der eine Entzündung verursacht. Dies wiederum wird die Nebennieren auslösen, um die Sekretion von Cortisol zu erhöhen, das entzündungshemmend ist.

Was bedeutet durchlässiger Darm für Menschen mit Nebennierenschwäche?

Wenn Sie an Nebennierenermüdung leiden und häufig Nahrungsmittel essen, die eine Autoimmunreaktion oder Entzündung verursachen, belasten Sie Ihre bereits erschöpften Nebennieren erheblich, um einen erhöhten Cortisolspiegel aufrechtzuerhalten und die Entzündung zu unterdrücken.

Stellen Sie sich nun vor, Sie reagieren empfindlich auf Weizen, den Sie zu jeder Mahlzeit in der einen oder anderen Form zu sich nehmen – als Zutat in der Dose, als Hauptgericht wie Nudeln, als geröstetes Brot am Morgen oder als Sojasauce, die Sie zum Marinieren verwenden Fleisch in. Wenn Sie Nahrungsmittelempfindlichkeit nicht erkannt haben, setzen Sie sich ständig einem Allergen aus, das zu Ihrer Erschöpfung der Nebennieren beiträgt.

Wie kann ich erkennen, ob ich eine Lebensmittelallergie habe?

Abgesehen von den Magensymptomen manifestieren sich Nahrungsmittelempfindlichkeit oder verzögerte Nahrungsmittelallergie in Symptomen, von denen Sie normalerweise nicht glauben, dass sie eine Verbindung herstellen – Asthma, Migräne, rheumatoide Arthritis, Fibromyalgie und andere Autoimmunsyndrome, Autismus, Aufmerksamkeitsdefizitstörung (ADS) und es gibt viele mehr als durch Nahrungsmittelempfindlichkeit ausgelöst erkannt. Menschen, die Nahrungsmittel identifiziert haben, für die sie empfindlich sind, und die sie aus ihrer Ernährung gestrichen haben, haben ihre Gesundheit dramatisch verbessert.

Verzögerte Nahrungsmittelallergien oder Nahrungsmittelempfindlichkeit sind unwissentlich die Ursache vieler alltäglicher Beschwerden, wie z.B.:

- Akne

- Rosige Wangen
- Dunkle Augenringe unter den Augen
- Gewichtszunahme,
- Verstopfte Ohren
- Chronische Ohrinfektionen
- Chronische Sinusprobleme
- Depressionen
- Muskelschwäche
- Gelenkschmerzen
- Migräne
- Kopfschmerzen
- Lethargie
- Konzentrationsschwäche
- Trübes Denken

- Heißhunger auf Lebensmittel, gegen die Sie allergisch sind.

Die oben genannten Symptome mögen geringfügig erscheinen, aber sie sind alle Reaktionen auf eine Lebensmittelallergie.

Gibt es eine Möglichkeit, auf Lebensmittelempfindlichkeit zu testen?

Sie können Ihren Arzt bitten, einen Bluttest zu bestellen, um die Empfindlichkeit gegenüber den häufigsten Tätern zu ermitteln. Es gibt jedoch einige, die behaupten, dass die Testergebnisse nicht zuverlässig sind, insbesondere die niedrigen bis moderaten Werte. Egal, es ist ein guter Ausgangspunkt. Sie erhalten eine Liste spezifischer Lebensmittel, die Sie auf mögliche Reaktionen hin überwachen oder aus Ihrer Ernährung streichen können. Wenn Sie an mehreren Lebensmittelallergien leiden, ist eine Blutuntersuchung mit hoher Wahrscheinlichkeit die einfachste und schnellste Methode, um festzustellen, um welche Lebensmittel es sich handelt.

Wenn Sie keinen Arzt haben, können Sie einen Labortest für die Empfindlichkeit gegenüber Lebensmitteln direkt bei bestimmten Labors bestellen. Dieser Test ist nicht billig, aber Sie können die Ergebnisse 7 Tage nach Eingang der Probe im Labor erhalten. Sie können auch eine persönliche telefonische Beratung bei einem Arzt anfragen, um Ihre Ergebnisse zu überprüfen.

Wenn Sie sich für eine Selbstdiagnose entscheiden, können Sie eine Eliminationsdiät einhalten, mit der viele der am häufigsten vorkommenden lebensmittelempfindlichen Stoffe schnell identifiziert werden können, während Sie sich weiterhin darauf konzentrieren, eine Liste von Lebensmitteln zu erstellen, die nicht auf die Behandlung und Erholung von Nebennierenermüdung anspricht. Das Buch „The Plan" von LynGenet Recitas ist auch eine sehr hilfreiche Lektüre.

Gibt es eine Heilung für Lebensmittelallergien?

Glücklicherweise ist es möglich, einige der IgG-verzögerten Nahrungsmittelallergien rückgängig zu machen. Der entscheidende Schritt, wenn Sie Allergien gegen mehrere Lebensmittel haben, besteht darin, die auf Ihrer Sensitivitätsliste aufgeführten für ca. 2-3 Monate zu entfernen - es kann so lange dauern, bis alle Allergene in Ihrem System beseitigt sind. Während dieser Zeit sollten Sie ein gutes Probiotikum einnehmen, um Ihren Darm mit nützlichen Bakterien zu füllen, die die Verdauung unterstützen. Sie können auch Aloe Vera Saft trinken, von dem bekannt ist, dass er nützliche Heilkräfte für den Darmtrakt hat. Wenn Ihre Nahrungsmittelallergien ein Überwachsen der Candida-Hefe in Ihrem Darm verursacht haben, ist dies auch die Zeit, sie zu heilen.

Nach der Reinigungs- und Heilungszeit können Sie die Lebensmittel, die Sie entfernt haben, nacheinander wieder einführen. Beginnen Sie dabei mit Tätern mit der niedrigsten Punktzahl, die in Ihrem Testergebnis angegeben ist.

Nach der Ruhephase ist es offensichtlich, welche Lebensmittel eine bestimmte Reaktion auslösen. Es ist möglich, dass viele der Lebensmittel, auf die Sie empfindlich reagieren, in seltenen oder kleinen Mengen toleriert werden.

Erstellen Sie ein Tagebuch, in dem Sie jedes Lebensmittel eintragen, das Sie erneut in Ihre Ernährung aufnehmen möchten. Wenn Sie am ersten Tag keine Reaktion feststellen, probieren Sie das Essen für den nächsten Tag. Wenn Sie keine Reaktion haben, haben Sie am dritten Tag mehr. Warten Sie danach vier Tage, bevor Sie die nächstniedrigere Punktzahl in Ihrer Sensitivitätsliste nach derselben Methode ermitteln. Denken Sie daran, dass Sie, wenn Sie eine Reaktion haben, aufhören sollten, dieses Essen zu probieren.

Jetzt, da Sie eine komplette Vorstellung darüber haben, wie Sie Ihre Behandlung und Erholung bei einer Nebennierenschwäche beginnen können, nehmen Sie die Änderungen des Lebensstils vor, die Ihren Bedürfnissen entsprechen. Der erste Schritt für einen gesünderen Menschen ist die Übernahme der Verantwortung für seine Gesundheit.

SCHLUSSWORTE

Nochmals vielen Dank für den Kauf dieses Buches!

Ich hoffe wirklich, dass dieses Buch Ihnen helfen kann.

Im nächsten Schritt bitte ich Sie, <u>sich für unseren E-Mail-Newsletter anzumelden, um</u> um über neue Buchveröffentlichungen oder Werbeaktionen informiert zu werden. Sie können sich kostenlos anmelden und erhalten als Bonus unser Buch „*7 Fitnessfehler, von denen Sie nicht wissen, dass Sie sie machen*"! Dieses Bonusbuch bricht viele der häufigsten Fitnessfehler auf und entmystifiziert viele der Komplexitäten und der Wissenschaft, sich in Form zu bringen. Wenn Sie all diese Fitnesskenntnisse und -wissenschaften in einem umsetzbaren Schritt-für-Schritt-Buch zusammenfassen, können Sie Ihre Fitnessreise in die richtige Richtung beginnen! Um an unserem kostenlosen E-Mail-Newsletter teilzunehmen und Ihr kostenloses Buch zu erhalten, besuchen Sie bitte den Link und melden Sie sich an: <u>www.hmwpublishing.com/gift</u>

Wenn Ihnen dieses Buch gefallen hat, dann möchte ich Sie um einen Gefallen bitten, wären Sie so freundlich, eine Rezension für dieses Buch zu hinterlassen? Ich wäre Ihnen sehr dankbar!

Vielen Dank und viel Glück auf Ihrer Reise!

ÜBER DEN CO-AUTOR

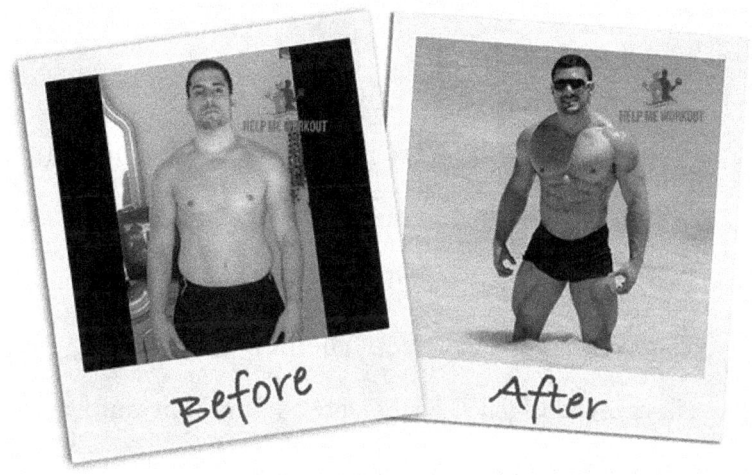

Mein Name ist George Kaplo. Ich bin ein zertifizierter Personal Trainer aus Montreal, Kanada. Ich beginne damit zu sagen, dass ich nicht der breiteste Typ bin, den Sie jemals treffen werden, und das war nie wirklich mein Ziel. Tatsächlich habe ich begonnen, meine größte Unsicherheit zu überwinden, als ich jünger war, was mein Selbstvertrauen war. Das lag an meiner Größe von nur 168 cm (5 Fuß 5 Zoll), die mich dazu drängte, alles zu versuchen, was ich jemals im Leben erreichen wollte. Möglicherweise stehen Sie gerade vor einigen

Herausforderungen oder Sie möchten einfach nur fit werden, und ich fühle mit Sicherheit mit Ihnen mit.

Ich persönlich war immer ein bisschen an der Gesundheits- und Fitnesswelt interessiert und wollte wegen der zahlreichen Mobbingfälle in meinen Teenagerjahren wegen meiner Größe und meines übergewichtigen Körpers etwas Muskeln aufbauen. Ich dachte, ich könnte nichts gegen meine Körpergröße tun, aber ich kann sicher etwas dagegen tun, wie mein Körper aussieht. Dies war der Beginn meiner Transformationsreise. Ich hatte keine Ahnung, wo ich anfangen sollte, aber ich habe gerade erst angefangen. Ich war manchmal besorgt und hatte Angst, dass andere Leute sich über mich lustig machen würden, wenn sie die Übungen falsch machten. Ich wünschte immer, ich hätte einen Freund neben mir, der sich auskennt, um mir den Einstieg zu erleichtern und mich mit allem vertraut gemacht hätte.

Nach viel Arbeit, Studium und unzähligen Versuchen und Irrtümern begannen einige Leute zu bemerken, wie ich fit wurde und wie ich anfing, mich für das Thema zu interessieren. Dies führte dazu, dass viele Freunde und neue Gesichter zu mir kamen und mich um Rat fragten. Zuerst kam es mir seltsam vor, als Leute mich baten, ihnen zu helfen, in Form zu kommen. Aber was mich am Laufen hielt, war, als sie Veränderungen in ihrem eigenen Körper bemerkten und mir sagten, dass es das erste Mal war, dass sie echte Ergebnisse sahen! Von dort kamen immer mehr Leute zu mir und mir wurde klar, dass es mir nach so viel Lesen und Lernen in diesem Bereich geholfen hat, aber es erlaubte mir auch, anderen zu helfen. Ich bin jetzt ein vollständig zertifizierter Personal Trainer und habe zahlreiche Kunden trainiert, die erstaunliche Ergebnisse erzielt haben.

Heute besitzen und betreiben mein Bruder Alex Kaplo (ebenfalls zertifizierter Personal Trainer) und ich dieses Verlagsprojekt, in dem wir leidenschaftliche und erfahrene Autoren zusammenbringen, um über Gesundheits- und Fitnessthemen zu schreiben. Wir betreiben auch eine Online-Fitness-Website „HelpMeWorkout.com". Ich würde mich freuen, wenn ich Sie einladen darf, diese Website zu besuchen und sich für unseren E-Mail-Newsletter anmelden (Sie erhalten sogar ein kostenloses Buch).

Zu guter Letzt, wenn Sie in der Position sind, in der ich einmal war und Sie etwas Hilfe wünschen, zögern Sie nicht und fragen Sie... Ich werde da sein, um Ihnen zu helfen!

Ihr Freund und Coach,

George Kaplo
Zertifizierter Personal Trainer

Ein weiteres Buch kostenlos herunterladen

Ich möchte mich bei Ihnen für den Kauf dieses Buches bedanken und Ihnen ein weiteres Buch (genauso lang und wertvoll wie dieses Buch), „7 Fitnessfehler, von denen Sie nicht wissen, dass Sie sie machen", völlig kostenlos anbieten.

Besuchen Sie den untenstehenden Link, um sich anzumelden und zu erhalten:

www.hmwpublishing.com/gift

In diesem Buch werde ich 7 der häufigsten Fitnessfehler aufschlüsseln, die einige von Ihnen wahrscheinlich begehen, und ich werde zeigen, wie Sie sich leicht in die beste Form Ihres Lebens bringen können!

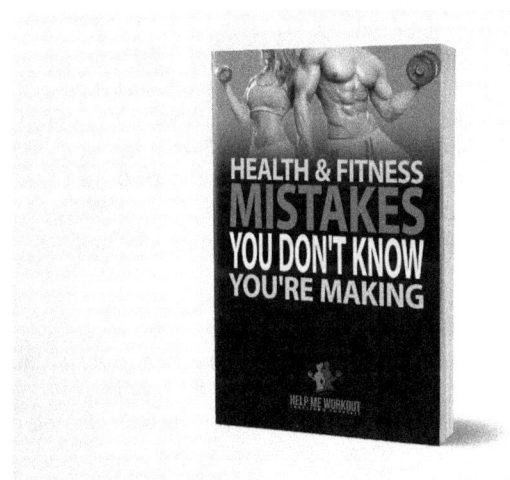

Zusätzlich zu diesem wertvollen Geschenk haben Sie auch die Möglichkeit, unsere neuen Bücher kostenlos zu bekommen, Werbegeschenke zu erhalten und andere wertvolle E-Mails von mir zu erhalten. Besuchen Sie auch hier den Link, um sich anzumelden:

 www.hmwpublishing.com/gift

Copyright 2017 von HMW Publishing - Alle Rechte vorbehalten.

Dieses Dokument von HMW Publishing im Besitz der Firma A&G Direct Inc ist darauf ausgerichtet, genaue und zuverlässige Informationen in Bezug auf das behandelte Thema und den behandelten Sachverhalt bereitzustellen. Die Publikation wird mit dem Gedanken verkauft, dass der Verlag keine buchhalterischen, behördlich zugelassenen oder anderweitig qualifizierten Dienstleistungen erbringen muss. Wenn rechtliche oder berufliche Beratung erforderlich ist, sollte eine in diesem Beruf praktizierte Person bestellt werden.

Aus einer Grundsatzerklärung, die von einem Ausschuss der American Bar Association und einem Ausschuss der Verlage und Verbände gleichermaßen angenommen und gebilligt wurde.

Es ist in keiner Weise legal, Teile dieses Dokuments in elektronischer Form oder in gedruckter Form zu reproduzieren, zu vervielfältigen oder zu übertragen. Das Aufzeichnen dieser Veröffentlichung ist strengstens untersagt, und eine Speicherung dieses Dokuments ist nur mit schriftlicher Genehmigung des Herausgebers gestattet. Alle Rechte vorbehalten.

Die hierin bereitgestellten Informationen sind wahrheitsgemäß und konsistent, da jede Haftung in Bezug auf Unachtsamkeit oder auf andere Weise durch die Verwendung oder den Missbrauch von Richtlinien, Prozessen oder Zubereitung, die darin enthalten sind, in der alleinigen und vollständigen Verantwortung des Lesers des Empfängers liegt. In keinem Fall wird der Herausgeber für Reparaturen, Schäden oder Verluste aufgrund der hierin enthaltenen Informationen direkt oder indirekt rechtlich verantwortlich oder verantwortlich gemacht.

Die hierin enthaltenen Informationen werden ausschließlich zu Informationszwecken angeboten und sind daher universell. Die Darstellung der Informationen erfolgt ohne Vertrag oder Garantiezusage.

Die verwendeten Marken sind ohne Zustimmung und die Veröffentlichung der Marke ist ohne Erlaubnis oder Unterstützung durch den Markeninhaber. Alle Warenzeichen und Marken in diesem Buch dienen nur zu Erläuterungszwecken und gehören den Eigentümern selbst und sind nicht mit diesem Dokument verbunden.

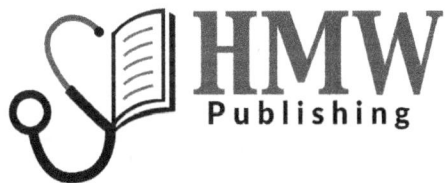

Für weitere tolle Bücher besuchen Sie uns:

HMWPublishing.com

www.ingramcontent.com/pod-product-compliance
Lightning Source LLC
LaVergne TN
LVHW011728060526
838200LV00051B/3082